Marianne E. Meyer
Spirulina, Heilnahrung auch für Tiere
Lebensrettende Geheimnisse rund um die blaugrüne Mikroalge,
mit farbigem Rezeptteil, gesunden Leckerlis
plus 9 natürliche Entwurmungsmittel

Herstellung und Verlag: BoD – Books on Demand, Norderstedt
ISBN 978-3-752-896329

Autorin und Verlag übernehmen keinerlei Haftung für Schäden irgendeiner Art, die direkt oder indirekt aus der Anwendung oder Verwendung der Angaben in diesem Werk entstehen.

Einige weitere Bücher von M. E. Meyer:

Sad News - Wasserkristallbotschaft
Über den Tod hinaus
Familien-Code
Wasser verbindet die Welten
Zugvögel auf Rädern II
Spirulina, Überlebensnahrung für ein neues Zeitalter
Psyllium - So bekommen Sie Ihr Fett weg
Wunderwesen Wasser

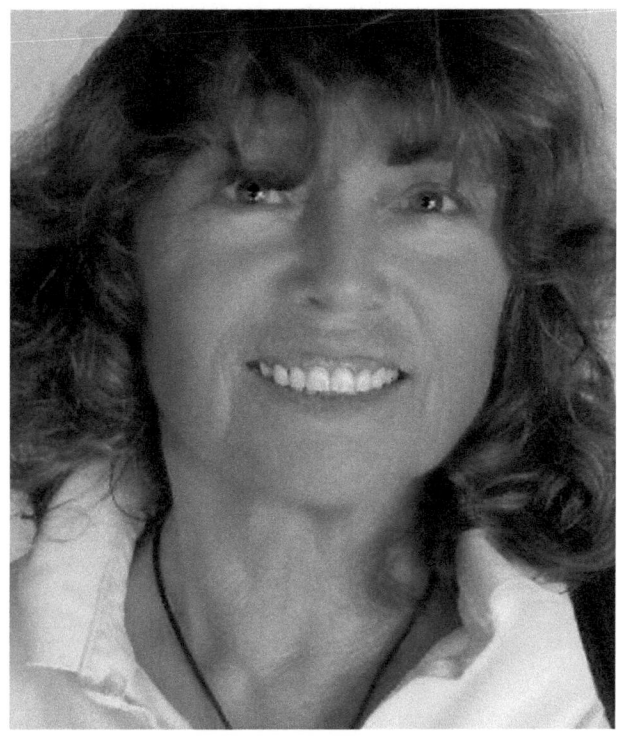

Marianne E. Meyer, Apartado 320, P-8801 Tavira

Marianne E. Meyer hat bereits viele Lebensstationen mit dem Fokus auf Selbsthilfe und Heilen durchlaufen und gelernt: Wir sind unsere eigenen besten Lehrer, Heiler und spirituellen Führer. Einst Arzthelferin studierte sie später in Frankfurt Diplompädagogik mit den Schwerpunkten Familientherapie und Gerontologie und danach Ernährungswissenschaft in den USA. Ihre Dissertationsstudie zu Immunabwehr und Spirulina veröffentlichte sie in ihrem Bestseller „Spirulina, das blaugrüne Wunder". Die Autorin lebte 10 Jahre in den USA, danach alternierend in Südhessen, Portugal und Marokko. Zwischenzeitlich arbeitete sie mit verhaltensauffälligen Jugendlichen in Portugal. Inspiriert durch Pioniergeist und leidenschaftlicher Hingabe für das Wohlergehen der Menschen visiert Marianne Meyer das Bewusstmachen dessen an, wer wir wirklich sind und wie wir bestmöglich unserer Bestimmung gemäß wirken.

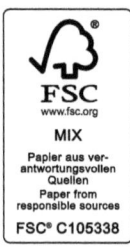

Umschlaggestaltung,
Satz & Layout: M. Meyer

Bildnachweis
Cover: Cyanotech, I. Brugger, S. Schuch-Dottermusch
R. Taylor 3, Organic Lifestyle Magazine 21, Earthrise Farms 22, B. Simonsohn 30,
S. Schuch-Dottermusch 63,64, R. Projahn 74,75, A. Janzen 81, H. Müller 94,

Marianne E. Meyer

Spirulina - Heilnahrung auch für Tiere

Lebensrettende Geheimnisse rund um die
blaugrüne Mikroalge, mit farbigem Rezeptteil,
gesunden Leckerlis plus 9 natürliche
Entwurmungsmittel

Dieses Buch widme ich meiner Großtante,
die sich auch heute noch mit fast hundert Jahren
im Rahmen der von ihr gegründeten
Doris Day Animal Foundation (DDAF)
für Tiere engagiert.

Das Leben aller Lebewesen,
seien sie nun Menschen, Tiere
oder andere, ist kostbar,
und alle haben dasselbe Recht,
glücklich zu sein.
Alles, was unseren Planeten bevölkert,
die Vögel und die wilden Tiere sind
unsere Gefährten.
Sie sind Teil unserer Welt,
wir teilen sie mit ihnen.

Dalai Lama

INHALTSVERZEICHNIS

Vorwort

In den letzten Jahren hat Spirulina weltweit immer mehr Beachtung als Nutrazeutikum gewonnen. Dieses medizinisch wirksame Lebensmittel durfte ich vor mehr als zwanzig Jahren mit meinem Bestseller „Spirulina, das blaugrüne Wunder" im deutschsprachigen Raum bekannt machen. Seitdem ist die Fangemeinde des Superfoods stetig gestiegen. Letzterer Superlativ zeichnet Lebensmittel aus, die über einen unerschöpflichen Quell an Nähr- und Vitalstoffen verfügen: Tausende Enzyme, ein hoher Gehalt an Chlorophyll, Carotinoide und Phycocyan sowie essenzielle Amino- und Fettsäuren. Und, trotz des hohen Proteingehalts von rund 60% hat

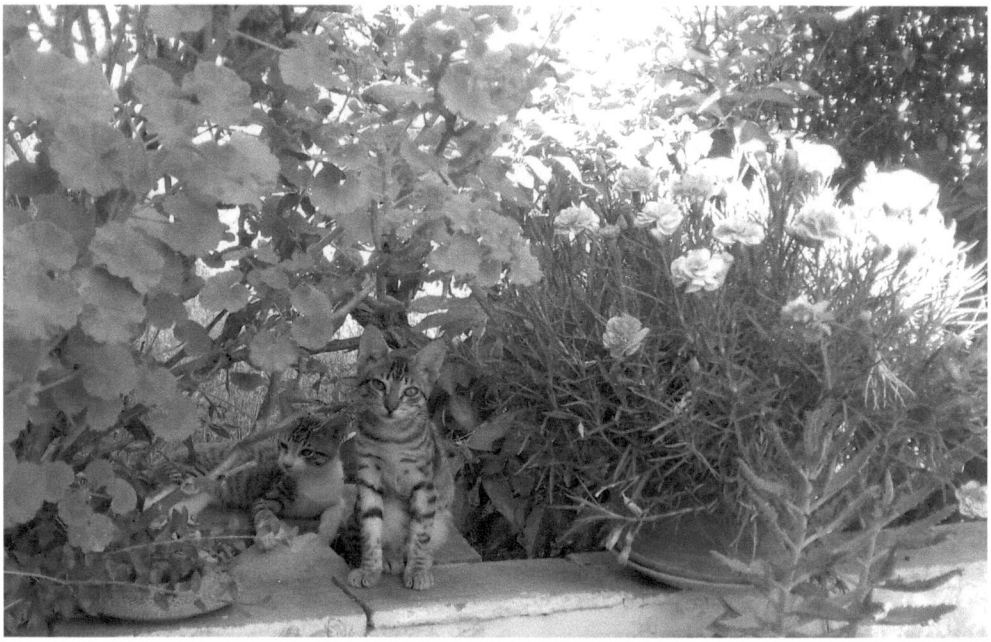

die Mikroalge insgesamt eine basische Wirkung auf den Organismus. Dass sie dadurch vielseitige positive Wirkungen auf den Körper hat, können Sie sich sicherlich denken.

Ich freue mich immer ganz besonders, wenn meine Leser sich überglücklich bei mir melden, um über Ihre guten Erfahrungen mit der segensreichen Mikroalge zu berichten.

Was hat mich nun motiviert, noch ein weiteres Buch über Spirulina zu schreiben? Zwar schwirrte schon lange ein Spirulinabuch für Tiere als Bit in meinen grauen Zellen herum, aber mein Feline-Familienzuwachs gab den letzten Anstoß.

Das kranke Katerchen, das mir zusammen mit Augentropfen und Katzenbaby-Milch übergeben wurde, erholte sich rasch bei mir. Damit es Gesellschaft hat, adoptierte ich auch noch sein Brüderchen. Ich setzte die Milch sofort ab, da sie sicherlich der Grund für das Verschleimen war. Pisco liebt Sahne mit Wasser oder Kokosmilch sowieso mehr und die Tropfen ließ ich gleich da, weil ich für alle Entzündungen, also auch die der Augen, kolloidales Silber verwende. Schon nach einem Tag war der Kater beschwerdefrei. Immer wieder stelle ich fest, dass zu viele tierische Produkte, vor allem Milch, Inflammationen verursachen.

Auch die gerade wieder erhaltene Jahresversorgung der mit der Meeresalge Lithothamnion calcareum gemischten Spirulinasorte für meine lahme Schilddrüse führten zur Ausschüttung von Glückshormonen, nicht nur bei mir. Beide Jungkatzen waren ganz wild, als ich den Deckel vom Glas schraubte und sie der volle Algengeruch traf. Wenn es nach ihnen gegangen wäre, hätten sie sie wie Kräcker verputzt. Und sie schnuppern jedes Mal, nachdem sie ihre halbe Tablette verspeist haben, an meinem Mund herum, da ich die Presslinge wie Bonbons lutsche.

Gesunde und muntere Tiere mit Spirulina als mögliche Futterressource

Die Mikroalge ist ein besonders nahrhaftes Futtermittel für viele landwirtschaftlich wichtige Tierarten. Forscher aus aller Welt kamen zu diesem Ergebnis. Sie fanden heraus, dass die Supplementierung mit Spirulina zu Verbesserungen bei der Fruchtbarkeit und dem Wachstum der Tiere führte. Auch in puncto geschmacks- und ernährungsphysiologischer Qualität entdeckten sie, dass die Alge das Futter aufwertete. Ebenso brachten die Wissenschaftler ihre Einnahme mit einer Optimierung der Tiergesundheit und des Tierschutzes in Verbindung. Spirulinas positive Wirkung auf die Tierentwicklung basiert auf ihrer nahrhaften und proteinreichen Zusammensetzung. Kein Wunder also, dass diese Tatsache zu einer ständig steigenden kommerziellen Produktion führt, um die Nachfrage der Verbraucher zu befriedigen. Somit entwickelt sich der Tausendsassa der Naturheilkunde auch zu einem kosteneffektiven Mittel zur Verbesserung der Tierproduktivität und zu einer ressourcenschonenden Zukunft bezogen auf die Ernährungssicherheit. Denn bei der Algenzucht wird weit weniger Wasser verbraucht, als bei Ackerbau und Viehzucht.

Seit einem Vierteljahrhundert teste ich Spirulina an Mensch und Tier und habe die Vitalstoffbombe dabei schätzen gelernt. In meinen bisherigen Spirulinabüchern berichte ich bereits über meine Erfahrungen und die meiner Leser. Für ihre Informationen möchte ich mich an dieser Stelle noch einmal ganz herzlich bedanken. Auch würde ich mich freuen, wenn Sie mir Ihre Erfahrungen mit ihren animalischen Lieblingen mitteilen könnten. Vielleicht wäre damit der Grundstock für eine weitere Fragebogenstudie, dieses Mal mit Tieren, gelegt. Denn, was schafft mehr Wissen, als das, was wir selbst erfahren?

Egal, ob es Pferde, Hunde, Katzen, Wiederkäuer, Schweine, Hühner, Vögel, Kaninchen, Schildkröten oder Fische sind, die Sie mit Spirulina versorgen, ich wäre Ihnen überaus dankbar für Erfahrungsberichte vergangener oder aktueller Erkenntnisse über die Verwendung der Alge als Futterzusatz und die Auswirkungen auf die Produktivität und Gesundheit der Tiere, am einfachsten per E-Mail:

drmarianneEmeyer@gmail.com

Eigentlich dachte ich, wenn jemand sich mit Spirulina gesund erhalten will, ist er oder sie so clever, die Haus- und Nutztiere auch damit zu versorgen. Aber, da dem nicht immer so ist, habe ich mich entschlossen, mit diesem Buch der von uns abhängigen Kreatur zu einem gesünderen Leben zu verhelfen. Damit verbunden würde ich allen älteren und einsamen Menschen empfehlen, sich einen animalischen Kameraden ins Haus zu holen. Denn es ist bekannt: Menschen mit Haustieren leben länger, zufriedener und fröhlicher. Auch ist dokumentiert, dass Lachen den Blutzucker bei Diabetes Typ 2 senkt und andere mit dem Altern verbundene Krankheiten verbessert. Lachen wirkt sich auf den Gemütszustand aus und hat einen positiven Einfluss auf das Immunsystem. Es vermindert Stress, senkt den Blutdruck, hilft beim Abnehmen und wirkt selbst gegen Schmerzen.

Falls Sie also Ihren Humor verloren haben, rate ich Ihnen, diesen wiederzufinden! Das kann Ihnen besonders gut gelingen, wenn Sie sich ein Kätzchen oder Hündchen zulegen. Wer sein Leben mit lustigen Vierbeinern oder Samtpfoten teilt, reduziert ganz nebenbei die immer wieder mal den Nacken hochkriechende Angst und steigert das Neuropeptid Oxytocin, das auch als Vertrauens-, Kuschel- und Liebeshormon bekannt ist.

Seit ein paar Jahren füttere ich wilde Katzen, die wir vom verstorbenen Nachbarn übernommen hatten. Vor Kurzem kam mir wieder in den Sinn, wie viel Freude vor allem junge Fellnasen im Haus bringen. Mein seit zwei Jahren seliger Mann Peter und ich hatten in unserem fast 44-jährigen gemeinsamen Leben meist zwei Kater, die unser Leben bereicherten. Doch von der wilden Sippe kommt nur der rote Kater gelegentlich mal ins Haus. Seine weiblichen Verwandten, Oma, Mama & Schwester, ziehen sich nach dem Füttern meist wieder in ihre gewohnten Plätze zurück.

Meine Eierfrau Fernanda sorgt sogar für 15 wilde Katzen. Als ich vor 3-4 Monaten mit dem Hund zu ihr kam, strebte das vier Wochen alte kranke Katerchen auf uns zu und gab Tobi einen dicken Kuss. Da war es um mich geschehen.

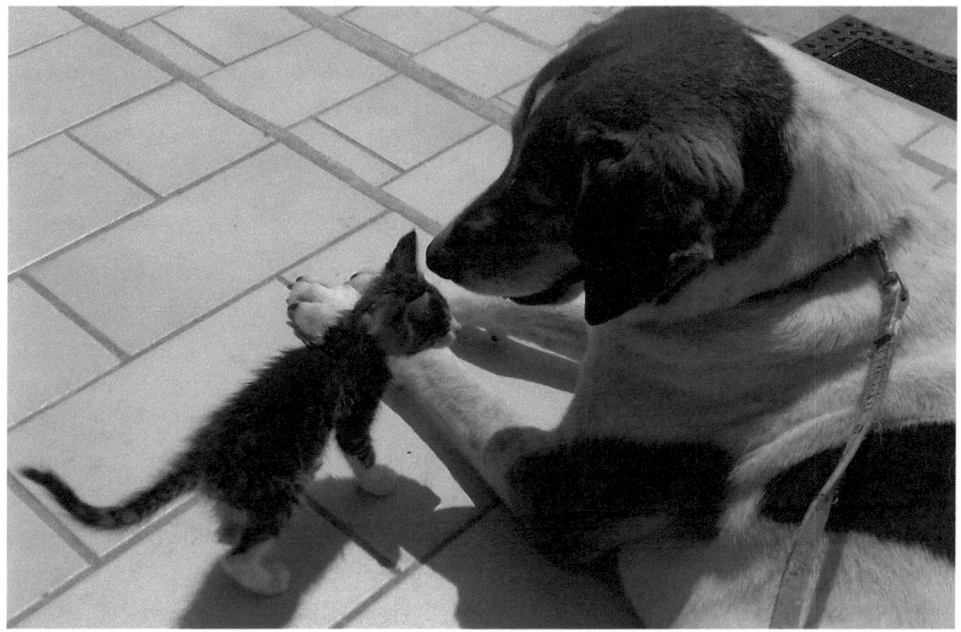

Der Vierbeiner hatte kurz, nachdem Peter im 76. Lebensjahr ganz plötzlich vor mir zusammengebrochen war, nach mehrjährigem Kettenhundeleben den Weg zu mir gefunden. Das überaus seltsame Verhalten des Samtpfoten-Wesens feuerte meine Fantasie an: Sollte die Seele meines Mannes zu meiner Freude ein Katzenkörperchen besetzt haben, da er mich im gewohnten Vehikel nicht mehr zum Lachen bringen kann? Jedenfalls habe ich ihn und einen weiteren Jungkater als Gesellschaft für Tobi adoptiert, der ja auch noch um seine Freundin Mia trauert, die eine Woche nach einem Chemtrailangriff Mitte April 2018 an Vergiftung verstarb. Der Hund macht jetzt einen fröhlicheren Eindruck. Die beiden Katerchen begleiten uns bei Wanderungen durch die Wildnis. Auch meine Trauerarbeit ist durch die Samtpfoten leichter und heiterer geworden.

Alle meine Hausgenossen sind ganz gierig auf die Spirulinatabletten, Tobi, der Hund allerdings erst so richtig, nachdem die Katerchen ihr Interesse so offenkundig gezeigt hatten. Zuvor bekam er, wie die wilden Katzen, Spirulina als Pulver ins Nassfutter. Auch Veterinäre empfehlen Spirulina häufig als ergänzende Nahrung, denn Tiere reagieren ausgesprochen gut und obendrein sehr schnell auf die wertvollen Inhaltsstoffe der genialen Alge. Viele Tierheilpraktiker empfehlen bei Hunden und Katzen die Gabe von Spirulina, da es sich positiv auf Darmflora, Fell, Krallen, Augen usw. auswirkt. Auch wenn Tiere über die Haut oder aus dem Maul riechen, ohne dass ein medizinischer Befund vorliegt, kann die Alge aufgrund ihres hohen Chlorophyll-Gehalts eine gesunde Alternative zu den handelsüblichen Chlorophyll-Pasten sein.

Warum benötigen Tiere Nahrungsergänzungen?

Hunde, Kühe und Pferde leiden oft unter den gleichen Befindlichkeiten, die unser Leben beeinträchtigen. Namentlich Gelenkbeschwerden und Muskelschmerzen sind bei diesen Tieren nicht selten. Sie können sich verbal zwar nicht mitteilen und wir wissen mitunter nicht, was ihnen fehlt. Aber wenn die Bewegung beeinträchtigt ist, wird es schnell augenfällig, dass die Tiere starke Schmerzen haben. Allerdings kann die richtige Ernährung von Haus- und Nutztieren die Beschwerden bereits erhebliche verbessern. Oft sind es nur kleinste Spurenelemente, die dem Körper fehlen. Genau wie beim Menschen führt ein Mangel an Vitaminen, Proteinen, Aminosäuren und anderen Substanzen zu diesen Symptomen. Wer dies weiß, kann den Krankheitszeichen auch beim Tier entgegenwirken. Mit natürlichen Heil- und Nahrungsergänzungsmitteln können Schmerzen gelindert und oft sogar ganz geheilt werden.

Die vor Vitaminen, Mineralien, essenziellen Fettsäuren, Proteinpigmenten und andere lebenswichtige Pflanzenstoffe strotzende Mikroalge Spirulina ist die für Tiere und Menschen gleichermaßen empfohlene Nahrungsergänzung Nummer 1. Nach der Eingewöhnungszeit, in der je nach Vergiftung des Körpers Ausscheidungssymptome auftreten können, hat sie generell nur positive Wirkungen. Deshalb ist es sinnvoll, dieses natürliche Heilmittel einfach einmal auszuprobieren, um festzustellen, ob es dem Tier hilft. Im Allgemeinen bemerken die Tierhalter schnell, dass die Beeinträchtigung in der Bewegung der Gelenke nachlässt und ihr Liebling wieder vitaler und beweglicher ist. Siehe Erfahrungsbericht Seite 36 f.

Die schwefelhaltige Alge hilft aber nicht nur dem Bewegungsapparat, sie stärkt auch das Immunsystem, scheidet Gifte und vor allem Schwermetalle aus und wirkt gegen Infektionen, Bakterien, Viren und Parasiten. Wer dieses *Schweizer Taschenmesser der Naturheilkunde* erst einmal in seinen täglichen Alltag integriert hat und auch seine Tiere damit versorgt, will nie mehr darauf verzichten. Denn, wenn wir es absetzen, verliert das Fell nach ein paar Wochen wieder seinen Algenglanz, die Augen schauen trüber in die Welt, die Bewegungsfreude und Vitalität lassen nach.

Warum sind natürliche Nahrungsergänzungen besser als synthetische?

Die heutige Medizin bezieht sich in der Behandlung von Beschwerden fast nur auf den Körper. Tut etwas weh, gibt es eine Pille. Doch die meisten Krankheiten sind Enündungen durch Vergiftung des Körpers, seelische Probleme und Muskelverspannungen. Die Inflammation können wir via Entgiftung mit der basischen Spirulinaalge sowie mit weiterer entzündungshemmender Kost reduzieren, den psychischen Stress und die Verspannungen durch Bewegung und Entspannung. Nur, wie sollen Ärzte mit solchen Ratschlägen ihre Praxen finanzieren?

Früher vertrauten die Menschen noch auf die heilende Wirkung natürlicher Mittel. Die überwiegend auf Intoxikation beruhenden Leiden heilten sie mit Fasten und Kräuterelixieren. Doch nur so lange, bis einige Hirnartisten auf die absurde Idee kamen, künstliche Arzneien müssten besser sein als natürliche. Im Laufe der Zeit trug die Einschätzung, ein Produkt müsse um so wertvoller sein, je komplizierter sein Aufbau chemischer Verbindungen, reiche Früchte. So blühte die pharmazeutische Industrie und viele Mediziner profilierten sich, indem sie durch Nebenwirkungen chemischer Arzneien verursachte „neue Krankheiten" entdeckten und sie mit ihren Namen schmückten. Dadurch wuchsen klinische Wörterbücher zu einem Wust imposant klingender Symptomenkomplexe an. Die Erschaffer solcher „Wunder", von denen manche den Wald vor lauter Bäumen kaum noch sehen, wurden fortan als „Götter in Weiß" verherrlicht. So kam es, dass sich die Medizin immer mehr von der Natur abwandte. Natürliche Mittel, die vorbeugend und heilend wirken, galten fortan als äußerst bedenklich. Daher neigen wir heute gern zu Skepsis, wenn etwas einfach und natürlich ist und dennoch heilt. Vor allem, wenn es ein Lebensmittel ist, das wahre Wunder vollbringen kann. Und dabei forderte der Begründer der wissenschaftlichen Medizin Hippokrates vor fast 2500 Jahren nichts anderes, als dass unsere Nahrungsmittel unsere Heilmittel sein sollen. Spirulina ist, wie Sie noch lesen können, das Nonplusultra unter den Heilnahrungsmitteln.

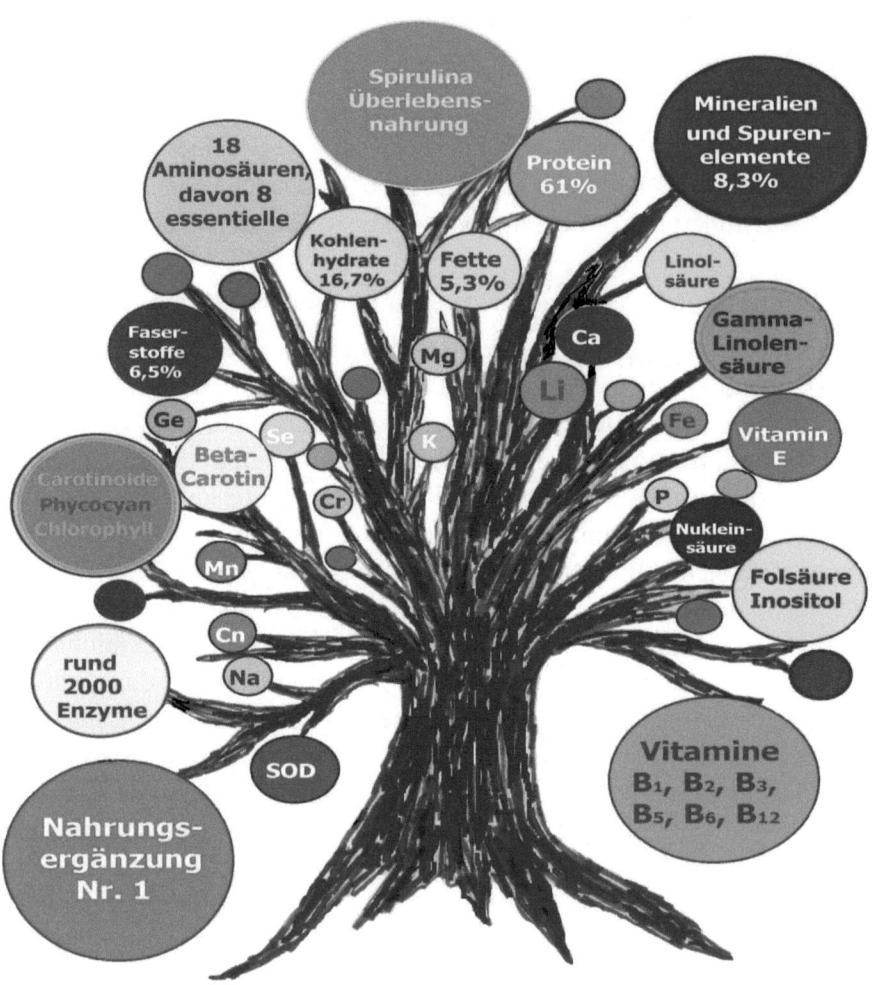

I. EINFÜHRUNG IN DAS *BLAUGRÜNE WUNDER*

Was ist Spirulina?

Die harmonisierende Spirulina ist vermutlich die von der Krankheitsindustrie meist gefürchtete Nahrungsergänzung. Sie zählt zu den Blaualgen bzw. Cyanobakterien. Ihre Vorläufer gelten als die ersten Lebewesen, die Fotosynthese durchführten. Man könnte sie daher als die Muttersubstanz von Flora und Fauna bezeichnen.

J. P. Turpin isolierte 1827 die Mikroalge aus einem Bach und gab ihr den Namen. Lothar Geitler klassifizierte sie. Erst 1940 berichtete der Phykologe Pierre-Augustin Dangeard und 1964 der Botaniker Jean Leonhard über die Gewohnheit des Kanem-buvolkes, den blaugrünen Schaum von der Oberfläche des Tschadsees zu schöpfen und ihn zu Kuchen trocknen zu lassen. Zufällig entdeckten einige Arbeiter Mitte der 1940er Jahre bei der Sodaproduktion am inzwischen trockenen Texcoco-See nördlich der Stadt Mexiko die Spirulinazüchtung. Sie hatten ein Ersatzbecken angelegt und es mit salzangereichertem Flusswasser befüllt. Da darin die Algen üppiger als auf dem See wuchsen, kam man auf die Idee, sie kommerziell anzubauen.

Klassifikation von Spirulina

Systematik	
Domäne:	Bakterien (Bacteria)
Abteilung:	Cyanobakterien („Cyanobacteria")
Klasse:	Cyanobakterien (Cyanobacteria)
Ordnung:	Oscillatoriales
Familie:	Intercertae sedis
Gattung:	*Spirulina*

Wissenschaftlicher Name
Spirulina
TURPIN EX GOMONT 1892

https://de.wikipedia.org/wiki/Spirulina

1967 wurde Hiroshi Nakamura auf die vom *French National Petroleum Center* geleitete Spirulinaprojekte aufmerksam. Er war schon lange an Algen als Eiweißquelle für die hungernde Welt interessiert und von der Verwendungsvielfalt dieser qualitativ hochstehenden Art begeistert. Nakamura und sein japanisches Team sowie sein amerikanischer Kollege Christopher Hills wurden Pioniere in der Spirulinaforschung.

Kein Wunder, dass die fadenförmige *Spirulina platensis* zuweilen Verwirrung stiftet. Denn sie eigentlich keine Alge, sondern eine Cyanobakterie. Auch heißt sie wissenschaftlich *Arthrospira platensis*, wird aber aus oben genannten historischen Gründen noch als Spirulina bezeichnet. Doch besonders die Verwechslung mit der im Klamath-See im US-Staat Oregon wild wachsenden AFA-Alge führt zur Dauerkonfusion. Bei der blaugrünen *Aphanizomenon-flosaque*-Alge sollen mal Verunreinigungen mit Mikrozystinen vorgekommen sein. Aber gewarnt wird permanent vor Spirulina, über die es keine wissenschaftlichen Nachweise geben soll! Vermutlich wird deshalb so wild gelogen, weil die *Spirulina platensis* eine konkrete Bedrohung der an teuren Medikamenten und Behandlungsmethoden profitierenden Branchen darstellt. Und, um das noch einmal ganz deutlich zu sagen: Da sie in mit lebensmittelechter Folie ausgekleideten Salzwasserbecken gezüchtet wird und daher den höchstmöglichen Hygienestandard gewährleistet, kommen bei ihrer Züchtung keine

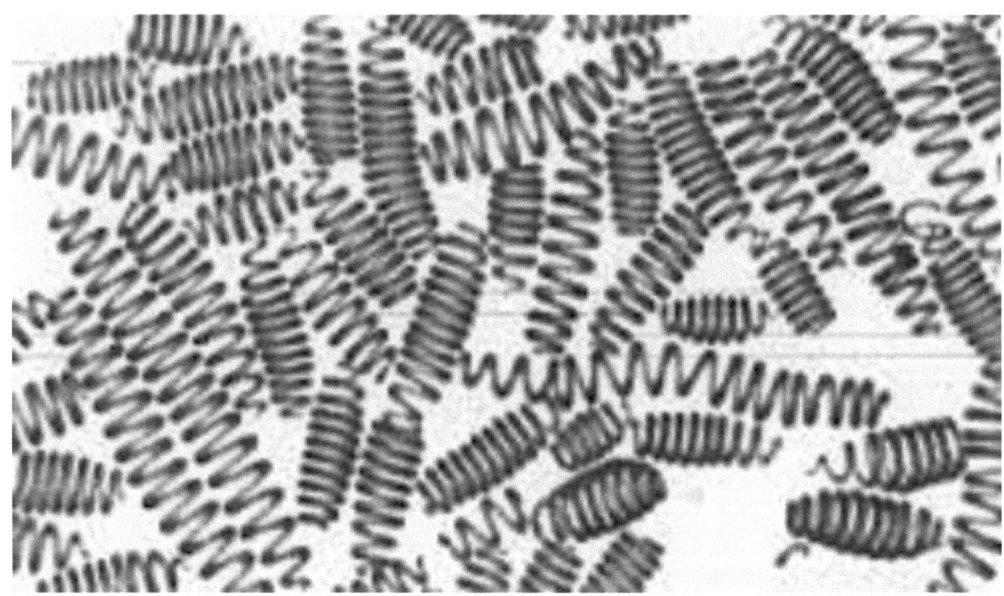

Verunreinigungen vor. Auch habe ich selbst noch von niemandem gehört, der Probleme mit der AFA-Alge hatte. Siehe hierzu auch:

naturundheilen.de/service/beratungsservice/artikel/langzeiteinnahme-von-afa-algen/

Wie wird die Mikroalge gezüchtet?

Es gedeihen heute noch 35 Arten von Spirulina in natürlichen Seen subtropischer Breite. Die bekanntesten sind der Tschadsee in Zentralafrika, die kenianischen Seen Nakuru und Turkana sowie der Aranguadi See in Äthiopien. Von diesen Seen werden Kulturen entnommen und in Glasbehältern aufbewahrt. Bei Bedarf befördern die Arbeiter sie in mit lebensmittelechter Kunststofffolie ausgekleidete Becken. Seit den 1960er Jahren nimmt die Produktion der Alge erheblich zu. Immer mehr Menschen erkennen den Vorteil dieser Nahrungsergänzung für Mensch und Tier. Zu den produktivsten Züchtern zählen die Farmen auf Hawaii, Hainan und Taiwan sowie in Südkalifornien. Wie bei allen Großfarmen mit Becken üblich durchmischen große Schaufelräder vorsichtig die Spirulinaalgen.

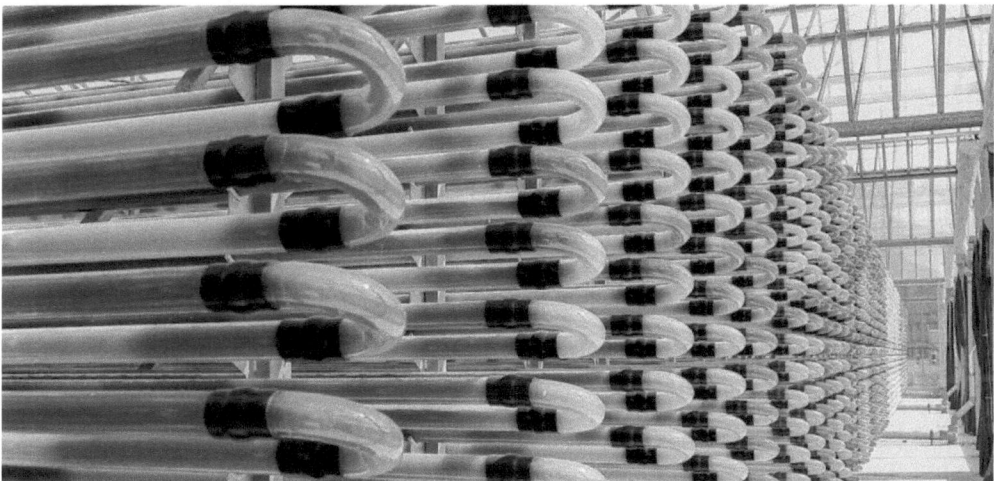

Seit dem Jahr 2000 gedeihen in Europas größter Mikroalgen-Farm im deutschen Klötze in der Altmark die Organismen in kilometerlangen Glasrohren. In Bassum in Niedersachsen werden sie in Schlauchinkubatoren gezüchtet. Bereits 2013 erzeugten die Spirulinaproduzenten weltweit über 12.000 Tonnen Trockenmasse pro Jahr. Anfang dieses Jahrhunderts waren es weniger als 5.000 t. Bei dieser rasanten Produktionssteigerung dürften es mittlerweile rund 20.000 Tonnen sein.

Landwirtschaftliche Betriebe wären gut beraten, sich eine Mini-Spirulinafarm anzulegen. Sie könnten es wie die NASA machen, die Spirulina als Nahrung und zum Umwandeln von Abfällen und Ausscheidungen nutzen. Auch könnten Landwirte ganz natürlich mit Spirulina ihre Nutz- und Zierpflanzen düngen. Wie sie dies im Einzelnen

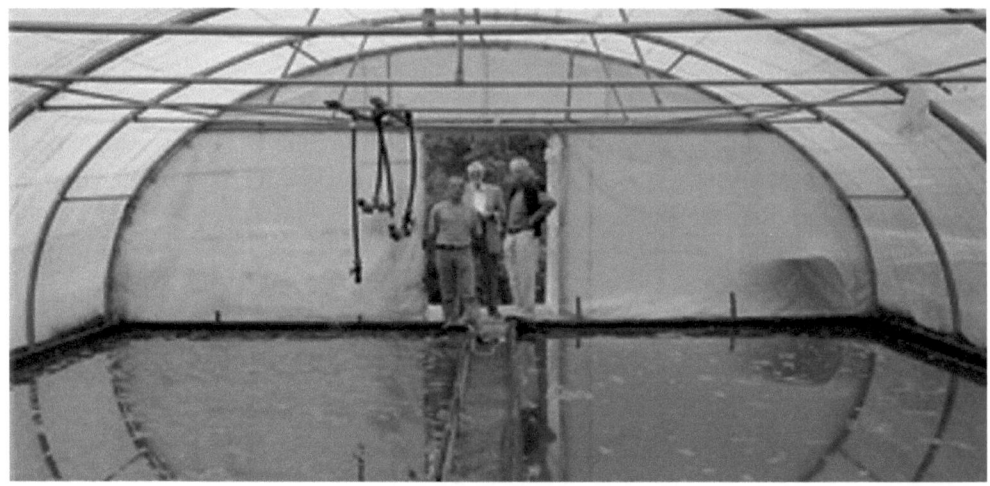

bewerkstelligen können, zeigt Jean-Paul Jourdans in seinem ausführlichen Handbuch, leider nur in französisch, spanisch und englisch.

Letzteres unter PRACTICAL GUIDE TO SPIRULINA CULTIVATION. Er informiert über die Produktion der Algen verschiedener Vorgaben unter veränderten materiellen und klimatischen Bedingungen. JPJ entwickelte kleinere Projekte zur Spirulinakultivierung in Europa und Afrika. www.antenna.ch/wp-content/uploads/2017/04/Manuel_Cultivez_votre_spiruline_REVISION_2013.pdf

Hier auch eine Anleitung in deutsch: http://spirulinesociale.free.fr/SPIRULIN.htm

Die folgenden Links führen Sie zu kleinen Treibhausproduktionsanlagen. Es würde mich freuen, wenn sie den einen oder die andere Leserin motivieren könnte, sich mit einer solchen Spirulinaminifarm autark zu machen.

www.berrysmith.org/archive/news/spirulina-expert-jean-paul-jourdan
www.facebook.com/187772951237937/videos/the-future-of-spirulina-algae-microfarms/10150490454059879/

Auch rund 100 km von meinem Aufenthaltsort in der Gegend um Monchique wird ebenfalls Spirulina gezüchtet: https://spirulina-da-serra.com/fr

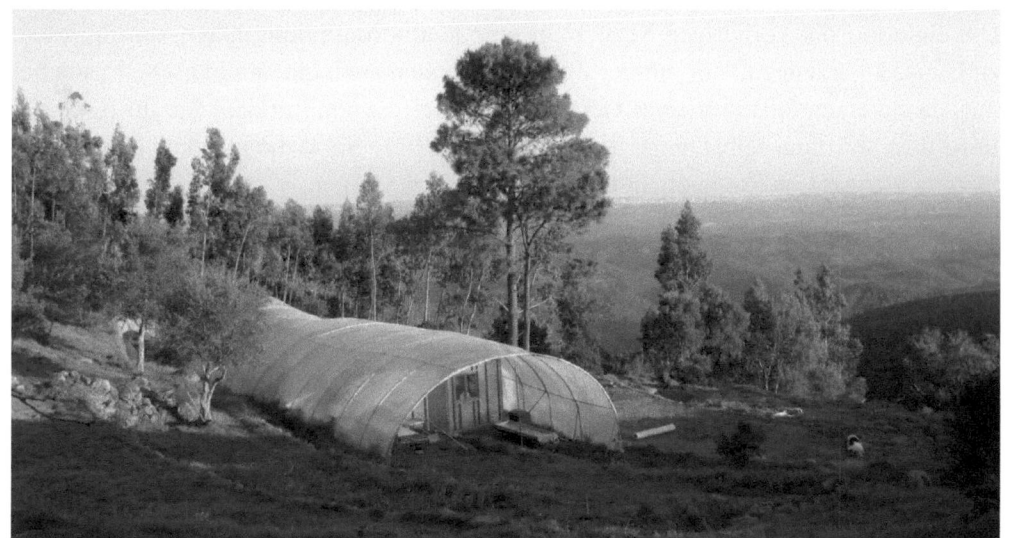

Das Wasser, in denen die Kulturen gedeihen, enthält hauptsächlich Soda (Natrium-carbonat), Stickstoff, Phosphor, Eisen und weitere Mineralien sowie Spurenelemente. Die Kulturen können mit vielfältigen Mineralstoffen *gedüngt* werden. Neben J.P. Jourdan gibt es in Südfrankreich noch mehr als 100 Spirulinaheimzüchter. Die Mikrofarm auf Seite 18, die seit 2002 Spirulina produziert, ist übrigens die erste in Frankreich.

Es ist übrigens auch ein Franzose, dem es gelang, 100 % biologisch abbaubares Plastikgranulat aus Algen herzustellen. Unter folgendem Link können Sie ein Video über die Herstellung von Remy Lukas' Bio-Kunststoff sehen. Ich frage mich, wenn ich die Verschmutzung der Meere mit Plastik sehe, wieso die Politik nicht reagiert und nur abbaubare Verpackungen erlaubt.

https://www.youtube.com/watch?v=-vWB0K6F8bIDas Foto

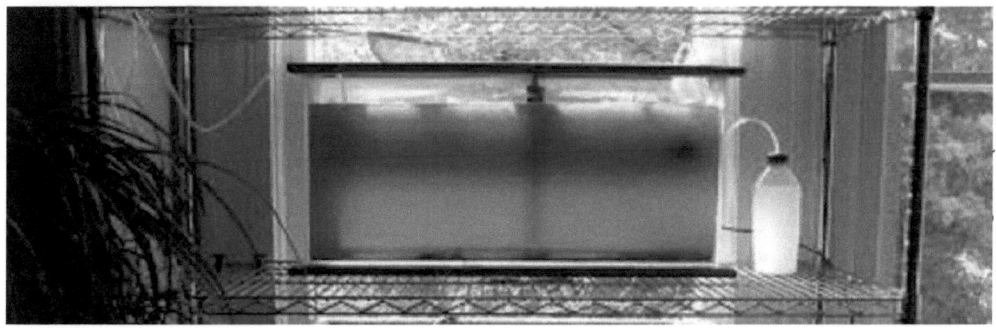

Das Foto auf der vorherigen Seite zeigt eine Heimproduktionsanlage, um Spirulina zu Hause zu erzeugen. Vor einiger Zeit meldete sich auch eine italienische Firma bei mir, da sie einen Prototyp eines Gerätes entwickelt hatten, mit dem Sie für rund 700 Euro Ihre Spirulina selbst herstellen können. Ob diese Sorte die gleichen Heilerfolge bietet wie die durch Sonnenlicht erzeugte, gilt es zu prüfen.

Die Ernte erfolgt bei sehr warmem Wetter wöchentlich. Die Arbeiter durchmischen die Kultur in den einzelnen Zuchtbecken reihum. Da es nur eine Filteranlage gibt, pumpen sie die Becken nacheinander ab, aber nur zu zwei Dritteln. Der Rest verbleibt zum Vermehren der nächsten Generation. Das aufgefangene Wasser fließt wieder in dieselben Becken zurück. Das Filtern der Spiralfäden geschieht mit feinen Gittersieben aus rostfreiem Stahl. Beim Ernten mit Stahlnetzen reinigen die Arbeiter die Algen etliche Male mit Frischwasser und konzentrieren sie danach mit vibrierenden Sieben.

Die großen Spirulinaproduzenten trocknen die Kultur heute fast nur noch im Sprühtrockner und filtern sie durch Gittersiebe. Danach kommt die gebündelte Algenmasse auf vibrierende Siebe, wo sie noch mehr konzentriert wird. Zum Schluss wird das Konzentrat auf einem Vakuum-Förderband-Filter weiter entwässert. Die endgültige Paste besteht aus 15 % fester Biomasse. Die Arbeiter verpacken das aus dem Trockner kommende Algenpulver sofort luftdicht und bringen es zum Verschiffen bzw. füllen sie in Kapseln oder pressen sie zu Tabletten.

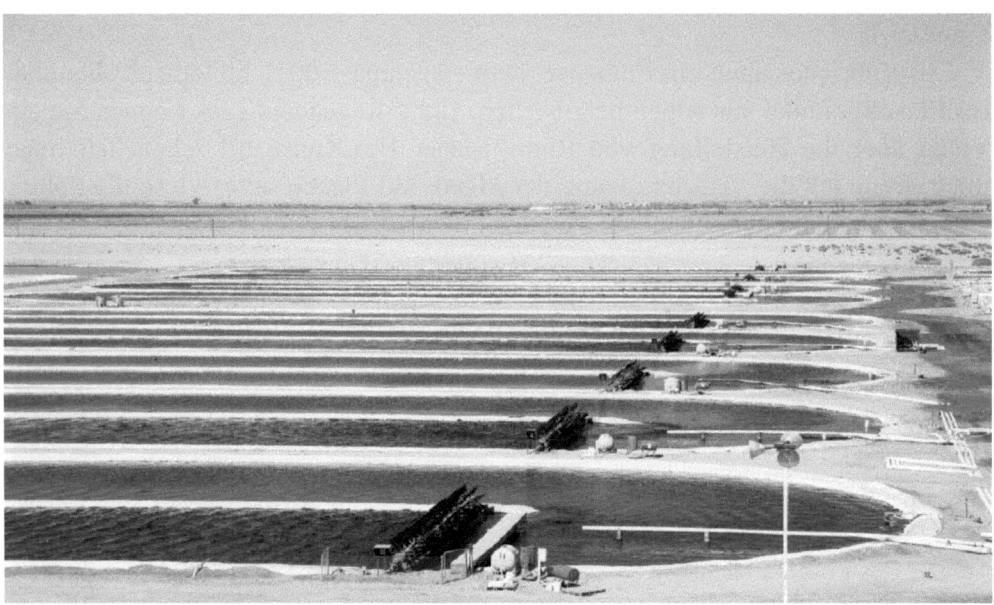

II. SPIRULINAS GESUNDHEITSFÖRDERNDE WIRKSTOFFE

Das knapp 60 bis 70 % wertvolle, leicht verdauliche Eiweiß in Spirulina ist in Anbetracht der nicht artgerechten Fütterung und Haltung von Nutz- und Schlachttieren von besonderer Bedeutung. Das in dem blaugrünen Mikroorganismus gespeicherte Sonnenlicht und seine hoch konzentrierten Nähr- und Heilstoffe können sich ebenfalls sehen lassen. Folgend ein Überblick über Spirulinas Pigmente, Polysaccharide, essenzielle Fettsäuren, Sulfo- und Glykolipide sowie Vitamine und Mineralien.

Phycocyanin stärkt das Immunsystem, hemmt Krebs und entgiftet

Spirulina enthält 12 bis 15 % Phycocyanin. Das Blaupigment wirkt als Fänger freier Radikale und als starkes Antioxidans. Unabhängige Untersuchungen belegen ihm eine entzündungshemmende Wirkung. Es beschleunigt die Wundheilung, hilft bei der Heilung von Geschwüren und besitzt antivirale und krebshemmende Eigenschaften. Eine Studie unter der Leitung von Renata Koníčková zeigte sogar, dass die Inhibition bzw. Hemmung der Bauchspeichelkrebszellen bereits nach dem dritten Tag der Behandlung mit Spirulina eintrat. (2014).

www.marianne-e-meyer.com/2014/03/24/spirulina-hemmt-das-pankreas-krebswachstum

Weitere Studien, die Sie in meinem Buch *Spirulina, Überlebensnahrung* oder auf meiner Webseite marianne-e-meyer.com finden, bestätigen der Alge, dass sie Dickdarmkrebs vorbeugt, eine starke Wirkung gegen Melanom- und Brustkrebszellen zeigt und das Wachstum von Brustkrebszellen hemmt. Auch verhindert das Phycocyanin die Vergiftung der Niere und damit das Versagen dieses Organs. Es schützt ebenfalls die Leber vor dem gefährlichen Lösungsmittel Tetrachlorkohlenstoff und ist in der Lage, den programmierten Zelltod von Leberkrebszellen herbeizuführen.

SOD, das Anti-Aging Enzym und weitere Biokatalysatoren

Superoxiddismutase ist das Meister-Antioxidans in fast allen lebenden Zellen, die Sauerstoff ausgesetzt sind. Spirulina enthält nicht nur das Langlebigkeitsenzym SOD, sondern auch die Komponenten, die der Körper zur seiner Herstellung benötigt: Zink, Kupfer und Mangan sind die wichtigsten. Wenn wir jeden Tag Spirulina essen, reduzieren wir die Schäden durch oxidativen Stress und halten somit das Altern auf. Tests mit Zellkulturen und am lebenden Organismus ergaben: SOD-geschütztes Gewebe bleibt gesund; ungeschützte Kulturen entwickeln Krebs.

Studien zur Aktivität von SOD in Krebszellen haben ergeben, dass der SOD-Spiegel bei Bösartigkeit drastisch herabgesetzt ist (Kugler 1994). Da in Spirulina dieses kraftvollste Antioxidans enthalten ist, kann es uns und unsere animalischen Freunde vor den Seuchen unserer Zivilisation schützen. Neben SOD regulieren zahllose weitere enzymatische Heinzelmännchen als Biokatalysatoren bzw. Zündfunken sämtliche Stoffwechselvorgänge. Ohne die früher als Fermente bezeichneten Enzyme könnten wir weder denken noch atmen oder verdauen. Je weniger wir über Rohkost zu uns nehmen desto weniger klappt der Stoffwechsel. Sie helfen bei Entzündungen, Blutergüssen, Zerrungen und Gelenkentzündungen. Auch lösen sie Immunkomplexe auf (Antigen-Antikörper-Reaktion), die durch den Abwehrkampf weißer Blutkörperchen mit eindringenden Fremdkörpern entstehen.

Spirulina enthält auch aktives Vitamin B12

An chronischen Erkrankungen des Verdauungstrakts leidende Tiere können einen Mangel an Vitamin B12 aufweisen. Dieser kann sich durch blasse Schleimhäute und Müdigkeit oder neurologische und psychiatrische Symptome, wie Schwäche, Reizbarkeit, depressive Verstimmungen und Psychosen äußern.

Vitamin B12 wird grundsätzlich von der mikrobiellen Produktionsebene bezogen. Es ist daher auch im Cyanobakterium Spirulina enthalten, und zwar etwa so viel wie in Kalbsleber. Der echte Pfifferling und der schwarze Trompetenpilz (Totentrompete) enthalten 1-2,5 µg Vitamin B12 pro 100 g Trockenmasse. Spuren von B12 befinden sich in Nori, Wakame, Miso und in anderen fermentierten Sojaprodukten. Auch auf humusreicher Erde wachsende Pflanzen können Spuren des blutbildenden Vitamins enthalten; ebenso un- oder nur leicht gewaschene Wildkräuter aus abgasfreien Zonen. Auch im nicht mit Pestiziden totgespritzten Korn leben winzige Käfer und Insekten, die das einzige wasserlösliche Vitamin, das im Körper gespeichert wird, in sich bergen. Wenn Sie dennoch Angst vor einer Mangelversorgung haben, können Sie Vitamin-B12-Tabletten oder Tropfen, am besten als Methylcobalamin verwenden, da der Körper es nicht erst umwandeln muss, sondern direkt verwerten kann. B12 können Sie sich auch spritzen bzw. spritzen lassen.

Seit einiger Zeit macht die Behauptung die Runde, Vitamin-B12-Analoga würden die Rezeptoren für B12 besetzen und somit dessen Aufnahme hemmen. Allerdings konnte diese These bisher in keiner neutralen Studie bestätigt werden. Außerdem liefern tierische Produkte ja auch einen Teil Pseudo-B12. Die aufgenommene Menge an B12-Analoga mit Spirulina ist im Übrigen verschwindend gering. Bei abwechslungsreicher Fütterung ist die Versorgung mit B12 sowieso ausreichend, selbst wenn obige Behauptungen der Wahrheit entsprächen.

Betacarotin als Krebsprophylaxe

Neben einem bunten Reigen immunstärkender Carotinoide enthält Spirulina mehr des Antioxidans Betacarotin als jede andere Pflanze. Studien aus aller Welt lassen erkennen, dass der Konsum von carotinreichem Obst und Gemüse das Risiko reduziert, an unterschiedlichen Arten von Krebs zu erkranken. Vor synthetischen Carotinpräparaten wird jedoch gewarnt! Bei Studien in USA und Norwegen zeigten die Teilnehmer nach Einnahme von isolierten Carotinpräparaten ein höheres Krebsrisiko. Dagegen verringerte es sich nach dem Verzehr von einer Karotte pro Tag um 40%. Neben dem Krebsschutz sorgt Betacarotin für eine gesunde Haut und beugt Augen- und Herz-Kreislauf-Erkrankungen vor.

Chlorophyll scheidet Gifte aus und reinigt das Blut

Der Phytonährstoff reinigt die Körpersäfte. Das sogenannte *grüne Blut* unterscheidet sich vom roten Blutfarbstoff Hämoglobin nur durch seinen Magnesiumkern. Letzterer gibt dem Chlorophyll die grüne Farbe. Das Hämoglobin erhält seine rote Farbe vom Eisenkern. Diese Übereinstimmung mit dem roten Blutfarbstoff ist einer der Gründe für Spirulinas positiven Effekt bei Anämie. Denn sie macht eine Umwandlung von Chlorophyll in Hämoglobin möglich.

Das mit rund 1% in Spirulina enthaltene Chlorophyll tötet auch feindliche anaerobe Mikroben und bindet Schwermetalle, wie etwa Blei, Quecksilber und Kadmium. Auch scheidet es chlorierte Kohlenwasserstoffe aus.

Polysaccharide regeln den Blutzucker, hemmen Viren und schützen vor Darmschäden

Die 15% dieser hochmolekularen Kohlenhydrate sind in Spirulina vorwiegend in Form von Rhamnose und dem Reservekohlenhydrat Glykogen vorhanden. Letzteres spielt eine wichtige Rolle beim Regulieren des Blutzuckerspiegels. Polysaccharide stimulieren auch die zelluläre Immunität durch die vermehrte Produktion von Makrophagen (große Fresszellen) und Killer- und Helferzellen.

Daneben beeinflussen Spirulinas Polysaccharide die Blutgerinnung. 2013 wiesen Kawanishi und seine japanischen Forscherkollegen nach, dass Spirulinas komplexe Polysaccharide gefährliche Hirntumore unterdrückten. Akira Tominaga und seine japanischen Kollegen analysierten die Schädigung menschlicher Epithelzellen und deren Rekonstruktion mit Spirulinas komplexen Polysacchariden. Sie verwendeten menschliche quasi normale FPCK-1-1-Zellen aus einem Dickdarmpolypen bei einem Patienten mit familiär bedingt vermehrtem Auftreten von zuerst gutartigen Polypen. Die Forschungen der Japaner deuten darauf hin, dass Spirulinas komplexe Polysaccharide zum Vorbeugen von Darmschäden nützlich sein können (2013).

Gammalinolensäure (GLA) hemmt Entzündungen und regelt Hormone

Aus Fettsäuren werden Fette und Öle zusammengesetzt. Der Körper benötigt Fette, aber nur solche, die er selbst nicht herstellen kann: nämlich essenzielle Fettsäuren, auch Vitamin F oder kurz EFA (essential fatty acids) genannt.

Die in Spirulina reichlich vorhandenen EFA sind Vorläufer der Prostaglandine. Letztere hormonartige chemische Substanzen agieren als Boten und Regulatoren bei den unterschiedlichsten Körperprozessen Sie sorgen für schöne Haut und Haare sowie für niedrige Blutdruck-, Cholesterin- und Triglyzeridwerte. Das Gehirn benötigt EFA für eine normale Entwicklung und Funktion. Sie helfen bei Herz-Kreislauf-Erkrankungen, Candida, Ekzemen und Psoriasis.

Spirulina enthält mehr als 5 % Lipide bzw. Fette. Dabei handelt es sich überwiegend um essenzielle Fettsäuren. In der Analyse am Anfang des Buches sind nur die wichtigsten aufgeführt: die Linol- und die Gammalinolensäure (GLA). Sie machen zusammen 211 mg pro Esslöffel (EL) Spirulinapulver aus. Andere in der Alge vorhandenen essenziellen Fettsäuren sind DHA, Alphalinolensäure und Dihomogammalinolensäure. Gupta und seine indischen Forscherkollegen fanden 2010 heraus, dass eine Behandlung mit Spirulina das Osteoporoserisiko durch das Antidiabetika Rosiglitazon reduziert.

Spirulina enthält pro EL 110 mg Gammalinolensäure, die sonst nur noch in der Muttermilch, in Ölextrakten der Nachtkerze, des Hanf- und des Borretschsamens und der Schwarzen Johannisbeere vorkommt.

Sulfolipide und Glykolipide wirken gegen Krebs und AIDS

40% der in Spirulina enthaltenen Lipide sind Glykolipide und etwa 2 % Sulfolipide. Bei letzteren handelt es sich nachweislich um eine wertvolle Substanz immungeschwächte Menschen und Tiere.

Spirulina wurde als Nahrungsergänzungsmittel in einer neueren Studie verwendet, um den Ernährungszustand von Menschen mit HIV/AIDS zu verbessern. Auch diese belegt Spirulinas immunstimulierende Wirkung. In der drei Monate dauernden Gießener

Studie testeten Frank Winter und sein Team 73 Frauen mit einem erworbenen Immundefekt. Bei der Gruppe, die 5 g Spirulina täglich erhielt, war die antioxidative Kapazität deutlich verbessert (2014).

Auch beim Immundefizienzsyndrom, volksmundlich „Katzen-Aids" genannt, das rund 12 % aller Katzen betrifft, ist es ratsam, mit Spirulina das geschwächte Immunsystem zu stärken, um Folgeerkrankungen zu vermeiden.

Spirulinas Vitamine beugen Mangelerkrankungen vor

Da künstliche Stoffe im Verdacht stehen, Allergien und andere Nebenwirkungen auszulösen, sind die natürlichen Vitalstoffe von Spirulina und anderen konzentrierten Nahrungsergänzungen den synthetischen Multivitaminpräparaten vorzuziehen. Auch kann es bei den fettlöslichen Vitaminen A, D, E und K zu Überdosierungen kommen, da diese vor allem in der Leber gespeichert werden. Spirulina enthält diese wertvollen Vitamine in ausgewogener Zusammensetzung.

Provitamin A (Carotinoide) verhindert Nachtblindheit und beugt Augenerkrankungen vor. Es vermindert das Risiko, an Krebs zu erkranken.

Vitamin E ($\propto$-Tocopherol) schützt als „Rostschutzmittel" Fette vorm Oxidieren. Es verbessert die Sauerstoffauswertung und wirkt positiv auf Blutbild, Fruchtbarkeit, Muskulatur und Gehirn.

Vitamin B1 (Thiamin) fördert die Funktion von Nerven und Muskeln, einschließlich des Herzmuskels. Eine Mangelerscheinung ist die Beriberi-Krankheit. Sie kann durch eine extrem einseitige Ernährung verursacht werden. Symptome sind u. a. Ödeme, Vergrößerung der Leber, schweres Atmen, Nervosität und Schwäche.

Vitamin B2 (Riboflavin) spielt eine wesentliche Rolle beim Abbau und bei der Verwertung von Kohlenhydraten, Fetten und Eiweißen. Es sorgt für Energie, gesunde Haut und Augen. Mangelerscheinungen sind u. a. wunde Mundwinkel, Lichtempfindlichkeit und Sehschwäche.

Vitamin B3 (Niacin) Nicotinsäure und Nicotinamid (Vitamin B3) können aus der Aminosäure Tryptophan gebildet werden. Niacin ist am Funktionieren des Nerven- und Verdauungssystems sowie am Hirnstoffwechsel beteiligt. Es wirkt gefäßerweiternd und ist wichtig für die Zellatmung und -energie. Ein Mangel kann zu Pellagra führen, beim Hund zu erkennen an der schwarzen Zunge.

Vitamin B5 (Panthothensäure) ist das „Anti-Stress-Vitamin", das bei der Produktion entzündungshemmender und nahrungsverwertender Kortikoide und der

Geschlechtshormone beteiligt ist. Es stärkt die Abwehrkraft, macht fit und schlank. Mangelsymptome sind: Müdigkeit, Kopfschmerzen, Übelkeit, Kribbeln, Taubheitsgefühl, Muskelkrämpfe und Anfälligkeit für Atemwegsinfektionen. Pferde und Hunde können dieses Vitamin im Darm selbst herstellen.

Vitamin B6 (Pyridoxin) ist an der Eiweiß- und Fettverdauung beteiligt. Während der Trächtigkeit, Stillzeit und dem Wachstum besteht ein erhöhter Bedarf, ebenso bei hohem Eiweißgehalt im Futter, hoher Leistungsanforderung, bei alten Pferden und in der Rekonvaleszenz. Eine Störung der Darmflora durch falsches Füttern, die Gabe von Antibiotika und Wurmkuren können die Darmschleimhaut schädigen. Dies führt zu einer mangelnden Resorption der notwendigen Vitamine.

Vitamin B12 (Cobalamin) wird, wie bereits erwähnt, von Mikroorganismen gebildet und als einziges wasserlösliches Vitamin im Körper gespeichert. Die Versorgung kann somit über Jahre hinweg gesichert sein, falls keine massiven Magen- oder Darmschäden vorliegen. Cobalamin fördert die Produktion der roten Blutkörperchen im Knochenmark, bewirkt ein funktionierendes Nervensystem und ist an der Zellteilung und der Aktivierung der Folsäure beteiligt. Mangelerscheinungen sind u. a. Nervenstörungen, Blutarmut, blasse Schleimhäute, Appetitlosigkeit, Darmschäden, Durchfall, Reizbarkeit, Müdigkeit.

Biotin oder Vitamin H (Haut) ist wichtig für Haut und Haarwuchs sowie das Zentralnervensystem. Es hilft beim Lindern von Muskelschmerzen. Ein Mangel ist meist Folge einer geschädigten Darmflora. Tiere brauchen Biotin, da es an vielen Stoffwechsel- und Zellteilungsprozessen im Körper beteiligt ist.

Inositol wirkt gegen Nervenschwäche und Angstzustände. Es hilft bei Störungen des Leberstoffwechsels, besonders bei Fettleber, regt die Magen- und Darmtätigkeit an, verhindert Arteriosklerose und wird für die Spermienbildung gebraucht.

Folsäure kann der Hund durch Mikroorganismen im Darm selbst herstellen. Ein Mangel ist daher außer während der Trächtigkeit, Laktation und im Wachstum äußerst selten. Folsäure verhindert Fehlgeburten und Schäden des Fötus, sorgt für die Produktion roter Blutkörperchen und für ein funktionierendes Nervensystem. Beim Menschen ist der Mangel dieses Vitamins, kombiniert mit Eisenmangel, in den westlichen Industrieländern der häufigste Vitaminmangel. Verursacht wird er u. a. durch das Kochen und Braten der Nahrung.

Das Eier-produzierende Potenzial der Alge

Wie bereits erwähnt, bestätigen eine Reihe internationaler Untersuchungen an Universitäten rund um den Globus der *Spirulina platensis*, dass sie das Immunsystem stärkt, Krebs stoppt sowie den Körper harmonisiert und balanciert. Darauf habe ich in meinen Büchern durch Berichte maßgeblicher Studien aufmerksam gemacht. Hier geht es primär um Tests mit Tieren, damit Sie nicht denken, das hilft notfalls mir, aber doch nicht meinem Tier. Zumal werden sowieso generell, trotz steigender Anzahl an Studien am Menschen, die Untersuchungen zu meinem Bedauern überwiegend mit Versuchstieren durchgeführt. Aus diesem Grund ist mir stets daran gelegen, meine Leser anzuspornen, durch Experimente mit der segensreichen Alge ihr eigenes Wissen zu schaffen.

Meine Freundin und Kollegin Barbara Simonsohn hat mir gerade einige Fotos von ihrem Urlaub auf einem Permakulturhof in Bayern gemailt. Ich habe mich vom Fleck weg in die Vorwerkhühner verguckt. Da ich mich gerade mit dem Gedanken beschäftige, ein paar Hühner zu halten, haben mich folgende Studien interessiert.

Bereits 1990 führten US-amerikanische Forscher drei Experimente durch, um den Nährwert von *Spirulina platensis* zu bestimmen. Sie fütterten unter anderem 250 eintägige männliche Masthähnchen (Hubbard von Hubbard) mit Versuchsdiäten und unterschiedlicher Spirulinazugaben für 41 Tage. Obwohl das Wachstum der Küken, die mit der Spirulinanahrung gefüttert wurden, nicht von dem der Küken, die die Kontrolldiät erhielten, abwich, wuchsen die Vögel mit der 12 %igen Spirulinadiät langsamer wuchsen als jene, die alle anderen Spirulinadiäten erhielten. Weiterhin testeten Ross und Dominy 600 eine Woche alte Japanische Quail, um die Wirkungen von 0, 1,5, 3,0, 6,0 und 12,0 % Spirulina auf die Eierproduktion und -qualität, Fruchtbarkeit, Schlupffähigkeit und auf das Wachstum zu testen. Es gab keine bedeutenden Unterschiede aufgrund des Spirulinagehalts in den untersuchten Parametern mit Ausnahme der Dotterfarbe, die mit jedem höheren Spirulinalevel zunahm. Ebenso war die Fruchtbarkeit bei allen Küken, die Spirulina erhielten, höher als die Kontrolle (1990).

Quereshi und seine US-Forscherkollegen untersuchten sieben Wochen lang Hühner in verschiedenen Behandlungsgruppen und unterschiedlichen Mengen. Alle Küken, die Spirulina erhielten, hatten ein höheres phagozytisches Potenzial als die Kontrollgruppen. Bei der 10.000-ppm-Gruppe (ppm = part per million) erhöhte sich auch die Aktivität der Natürlichen Killerzellen um das Zweifache gegenüber den Kontrollen. Diese Tests zeigen, dass die Supplementierung mit Spirulina mehrere immunologische Funktionen erhöht, was darauf hindeutet, dass eine Aufnahme von Spirulina in der Nahrung die Widerstandskraft von Hühnern bei Krankheiten erhöhen kann. (1996)

Auch Al-Batshan und seine Forscherkollegen stellten einen Anstieg der phagozytischen Makrophagen bzw. die Verbesserung des mononukleären phagozytischen Systems fest (2001).

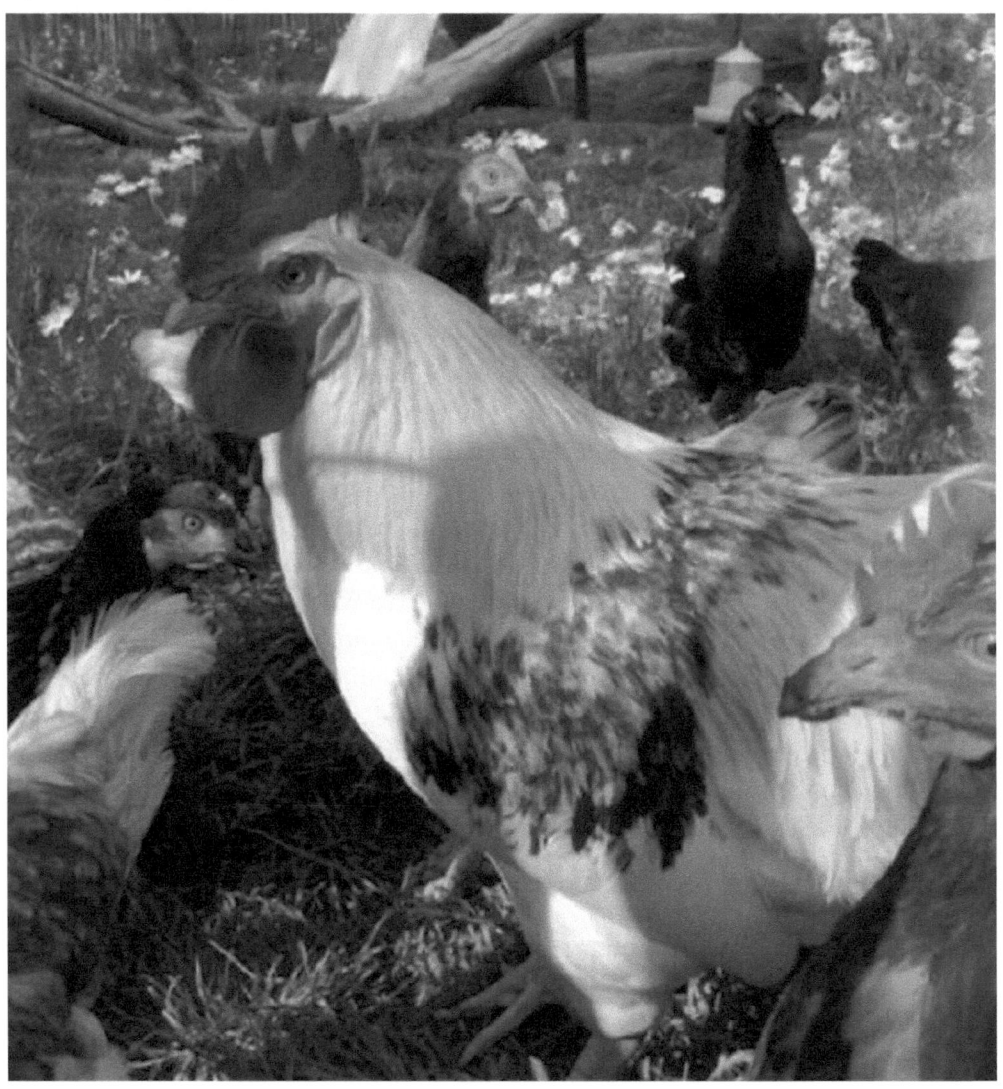

III. ERKRANKUNGEN BEI TIEREN

Seit fast dreißig Jahren habe ich Erfahrung mit Spirulina. Ich nehme die Alge jeden Tag und gebe sie auch meinen Tieren, die wie ich kaum Erfahrung mit Arztpraxen haben. Einfach, weil Spirulina die körpereigenen Kräfte stärkt und den Organismus harmonisiert und balanciert. Sollten wir einmal Symptome, wie Schnupfen, Schüttelfrost oder Gliederschmerzen haben, nehme bzw. gebe ich mehr Spirulina und zusätzlich kolloidales Silber und/oder H_2O_2-Tropfen in Wasser.

Mit diesen drei natürlichen Heilmitteln bzw. Pro- und Antibiotika konnte ich mich vor zwanzig Jahren in kürzester Zeit von einer schweren Infektion heilen. Wir hatten uns in Quarteira in einem See aufgehalten. Mein Mann Peter hatte hinterher Durchfall, Sandy, unsere Hündin eine Entzündung der Lefzen. Mich hatte es am schwersten erwischt. Mein ganzer Körper schmerzte, mir war sterbenselend. Ich lag nur im Bett. Peter fuhr dann zur Praia do Cabeço. Die etwa 75 km kamen mir wie eine Weltreise vor, so stark waren meine Schmerzen bei jeder kleinsten Erschütterung. Ich konnte nichts essen, zwang mich aber, meine drei Lebensretter Spirulina, Silberionen und Wasserstoffperoxid dreimal am Tag zu nehmen. Am nächsten Morgen machte ich noch etwas wackelig mit Sandy und meiner Freundin, der Sylter Astrologin Angelika Pape, auch mit Hund, einen Strandspaziergang.

Aber die Krönung war, dass wir am späten Nachmittag mit unseren englischen Nachbarn im Raumwunder-Hymer am Strand entlang zum Hotel Navigadores in Monte Gordo wanderten. Dort spielte und tanzte gerade eine Trachtengruppe und einer der jungen Männer forderte mich zum Tänzchen auf und wirbelte mich wie einen Kreisel herum. Das muss man sich einmal vorstellen, todkrank am Vorabend, noch etwas schwach am Morgen und völlig gesund am Abend! Kein Wunder, dass Spirulina & Co. so vehement von der Krankheitsindustrie bekämpft wird. Es gibt allerdings auch verantwortungsvolle Ärzte, die ihr Wissen mit ihren Patienten teilen und nicht nur mit ihren Familien. Mit einem dieser wohlmeinenden Menschen, dem Augenarzt Dirk-Bijan Zarrinam stehe ich hin und wieder in Verbindung und danke ihm an dieser Stelle dafür, dass er durch die Spirulina-Facebookseite seine Mitmenschen aufopfernd über die segensreiche Blaualge informiert.

Anämie bei Pferden, Hunden und Katzen

Bei an Anämie leidenden Aerobiern enthält das Blut zu wenig rote Blutkörperchen, sogenannte Erythrozyten. Diese sind für den Sauerstofftransport im Körper zuständig. Sollten Sie also an ihren Vierbeinern oder Samtpfoten einen Leistungsabfall,

Kurzatmigkeit, blasse Schleimhäute oder Apathie bemerken, könnten sie an einer Anämie leiden. Die Erythrozyten-Anzeichen werden so verstanden, dass eine Blutarmut dann vorliegt, wenn insbesondere der Hämoglobin- und Hämatokritwert im Blut erniedrigt ist.

Ältere Pferde werden viel häufiger als anämisch diagnostiziert, als jede andere Gruppe, doch oftmals völlig unbegründet. Wenn Pferde altern, verlangsamt sich ihr Stoffwechsel und ihre Aktivität lässt nach. Ein leichter Abfall der Erythrozyten-Indizes ist also für diese Altersgruppe normal. Zum Beispiel ist 30 % eine übliche niedrige Grenze für Hämatokrit (aka PCV) bei Pferden. Auch ein altes Ross mit 28 bis 29 % hat, sofern alle anderen Werte normal oder proportional sind, nicht wirklich eine behandlungsbedürftige Anämie.

forageplustalk.co.uk/equine-anaemia-by-dr-kellon/

Nichtsdestotrotz rate ich, vorbeugend allen Tieren regelmäßig Spirulina als Nahrungsergänzung zuzuführen, um die roten Blutkörperchen, das Hämoglobin und die anderen Werte zu erhöhen bzw. hochzuhalten. Die Absorption der Alge ist im Vergleich zu den gängigen Eisenpräparaten um 60 % höher (Takemoto 1982). Außerdem kann eine einzige Überdosierung zum Tode führen. Die schwedischen Forscher berichten von einer 20-Jährigen, die 4 Stunden nach der Eisenaufnahme hos-

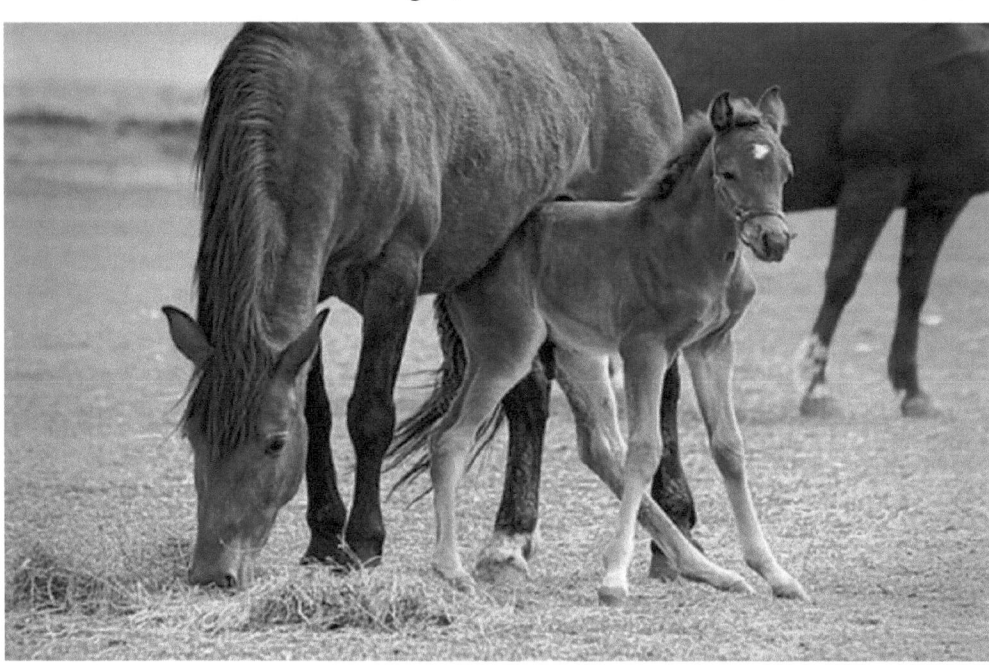

pitalisiert wurde, aber nicht gerettet werden konnte (Galmén und Höjer 2014). Das wollen wir auch nicht, dass es unseren animalischen Lieblingen passiert.

Eine Kumarin-Vergiftung mit Rattengift führt durch eine erhöhte Blutungsneigung ebenfalls zu Anämien. Die häufigste Anämieform des Hundes ist die immunhämolytische Anämie (IMHA). Sie zählt außerdem zu den wichtigsten Immunerkrankungen dieser Spezies. Bei der hämolytischen Anämie werden die roten Blutkörperchen vorzeitig zerstört. Vielfältige Faktoren können zu einem Mangel an funktionellen roten Blutkörperchen führen. Dieser kann erblich und schon von Geburt an vorhanden sein oder aufgrund einer Krankheit, meist durch Giftstoffe verursacht, auftreten.

Bei der Katze tritt die IMHA viel seltener auf. Wenn der Reiz, der für die Antikörperproduktion verantwortlich ist, nicht identifiziert werden kann, wird die Anämie primäre oder idiopathische immun-vermittelte hämolytische Anämie genannt (pIMHA). Sekundär immun-vermittelte hämolytische Anämie (sIMHA) in Katzen können von infektiösen Erregern, wie Felines Leukämievirus (FeLV), infektiöse Feline Peritonitis (FIP) oder Mycoplasma homofelis ausgelöst werden.

Dass die filamentöse und vielzellige blaugrüne Mikroalge die roten Blutzellen vermehrt, wurde in einigen Studien am Menschen nachgewiesen, über die ich in meinen Spirulina-Büchern berichtet habe. Hier nur mal eine Studie zu Ihrer Information: In einem 12-wöchigen Test mit 40 Senioren beiderlei Geschlechts zeigte sich ein stetiger Anstieg des mittleren korpuskulären Hämoglobins, des Volumens und der Hämoglobinkonzentration. Ebenso vermehrte sich bei den meisten Teilnehmern bestimmte Enzyme und weiße Blutzellen. Die US-Forscher unter Carlo Selmi bestätigten damit die von T. Takeuchi 1978 durchgeführte Studie mit acht jungen anämischen Frauen, deren Hämoglobinspiegel sich nach vierwöchigen Gaben von 4 g Spirulina nach jeder Mahlzeit im Normbereich befand. Auch stellten sie an den 40 Senioren eindeutig fest, dass Spirulina das Nachlassen der Abwehrkräfte lindern kann. Im Laufe der 12-wöchigen Studie gab es bei den Personen beiderlei Geschlechts einen stetigen Anstieg der durchschnittlichen Hämoglobinwerte (2011). Auch eine Leserin schrieb mir: *„Die Blutanalyse war sensationell. Ich hatte noch nie so hohe Eisenwerte. Dank Spirulina!*

Auch meine fortlaufende Studie mit an Immunmangel leidenden Personen ergab: Die Probanden, die oft Penicillin, Sulfonamide und Kortison einnahmen, hatten erhebliche Immundefizite und litten an Anämie. Die anämischen Teilnehmer gaben an, dass sich nach dem Konsum von Spirulina ihre Blutwerte verbesserten. Sie wiesen einen normalen Hämoglobinspiegel auf (Meyer 2016). Angesichts dieser Befunde empfehlen verantwortungsvolle Heilexperten die Alge gern als blutbildende und zellregenerierende Zusatznahrung.

Da ich meinen Tieren seit mehr als einem Vierteljahrhundert täglich Spirulina gebe, haben es Veterinäre schwer, an mein Geld zu kommen. Außer für Kastrationen und beim Reisen erforderlichen Pflichtimpfungen mussten meine Vierbeiner und Samtpfoten nicht zum Arzt. Aber vielleicht genießen die Tiere das Leben mit mir so sehr, dass sie es lange aushalten. Mein Wellensittich, den ich im Alter von 5 Jahren geschenkt bekam und der mit 17 Jahren an Altersschwäche starb, war auch ohne Spirulina nie krank. Kein anderer Vogel des Hobbyzüchters Otto Hörr, dem Bruder meiner Oma Maria, wurde älter. Jedenfalls empfehle ich Ihnen, Ihren Lieblingen mit der Alge die Chance auf ein langes, gesundes Leben zu geben.

Die immun-vermittelte hämolytische Anämie ist gekennzeichnet durch Antikörperproduktion gegen rote Blutkörperchen. Sie tritt bei Katzen viel seltener auf als bei Hunden. Kann der Reiz, der für die Antikörperproduktion verantwortlich ist, nicht identifiziert werden, wird die Anämie primäre oder idiopathische immun-vermittelte hämolytische Anämie genannt (pIMHA). Sekundär immun-vermittelte hämolytische Anämie (sIMHA) in Katzen können von infektiösen Erregern, wie Felines Leukämievirus (FeLV), infektiöse Feline Peritonitis (FIP) oder Mycoplasma homofelis ausgelöst werden.

Arthritis beim Hund: rasche Heilung mit Spirulina

Die rheumatoide Arthritis (RA), auch chronische Polyarthritis genannt, ist die häufigste entzündliche Erkrankung der Gelenke. Auch wenn einige Ärzte immer noch meinen, sie hätte nichts mit der Ernährung zu tun, hoffe ich, Sie vom Gegenteil überzeugen zu können. Wir sollten ihnen das Unwissen nachsehen, denn die Stunden, die Ärzte in der schulmedizinischen Ausbildung an Ernährungslehre absolvieren, können Sie an einer Hand abzählen. In meiner fortlaufenden Spirulinastudie konnte ich feststellen, dass selbst die Teilnehmer, die eine entzündungsfördernde Kost zu sich nahmen, also vorwiegend Fleisch und Milchprodukte, mit der entzündungshemmenden Spirulinaalge weniger an Gelenkschmerzen litten. Gegenwärtig gewinnen natürliche Produkte immer mehr Anerkennung bei der Behandlung von degenerativen Erkrankungen, besonders der rheumatoiden Arthritis. Zahlreiche

Studien legen nahe, dass die blaugrüne Mikroalge Spirulina eine Menge gesundheitlicher Vorteile und heilender Eigenschaften aufweist und als entzündungshemmendes, antioxidatives und antiangiogenes Mittel wirkt (Antiangiogenese bedeutet gegen die Gefäßbildung gerichtet. Das heißt also, dass Spirulina dem Tumor den Garaus macht).

Wem außer der Pharmaindustrie soll es also dienen, die rheumatoide Arthritis mit chemischen anti-inflammatorischen Medikamenten, wie etwa mit dem Sulfonamid Sulfapyridin, zu therapieren? Wozu soll es gut sein, die bekannten Nebenwirkungen, wie Übelkeit, Erbrechen, Appetitlosigkeit und die verminderte Aufnahme des Vitamins Folsäure zu riskieren, wenn eine natürliche Nahrungsergänzung bessere Ergebnisse garantiert (Abdel-Daim et al. 2015) und die Nebenwirkungen generell positiver Art sind: Energieschub, geregelter Stuhlgang, gute Blutzucker-, Blutdruck- und Cholesterinwerte, gute Laune, guter Schlaf ...

Wenn es jetzt in den nächsten drei Absätzen etwas wissenschaftlich wird, bitte ich das zu entschuldigen. Es geht mir darum, aufmerksam zu machen, dass viele Tierversuche nicht unbedingt notwendig wären, besonders wenn es um ein natürliches Heilmittel geht und generell nur positive Nebenwirkungen zu erwarten sind. Deshalb hier mal etwas genauer, wie z. B. die Tiere krank gemacht werden.

Eman A. I. Ali und sein ägyptisches Team untersuchten die antioxidative und angiostatische Wirkung (Wirkung gegen unflexible Blutgefäße) der Spirulina-platensis-Gabe bei vollständiger Freund-Adjuvans-induzierter Arthritis bei Ratten. Das bedeutet, dass Freund's Complete Adjuvans (FCA oder CFA), das aus inaktivierten und getrockneten Mykobakterien besteht, normalerweise M. Tuberculosis, den Versuchstieren gespritzt wird, um sie krank zu machen. Ich weise immer mal wieder darauf hin, dass dies für mich krank und schwer zu ertragen ist. Wozu werden so viele Tiere mit Bakterien und Giften gequält, um die heilende Wirkung von Spirulina zu testen? Es gibt doch genug an Gelenkentzündungen leidende Menschen und Tiere. Jedes schmerzgeplagte Wesen wäre dankbar, an einer Studie, die den immunmodulatorischen und wachstumshemmenden Effekt der Alge testet, teilnehmen zu können.

Die Forscher fanden heraus, dass die mit Spirulina behandelten Tiere eine höhere Überlebensrate haben. Auch reduzierten sich die klinischen Scores der rheumatoiden Arthritis in dosisabhängiger Weise. Klinische Scores helfen beim Beurteilen der Aktivität einer Erkrankung, der Prognose in einem bestimmten Zustand und bei der Diagnose. Hier handelt es sich um ein Instrument zur Beurteilung der im Röntgenbild sichtbaren Gelenkzerstörung einer RA. Zusätzlich zu diesen positiven Veränderungen senkte Spirulina die Serumspiegel von Entzündungen auslösenden Substanzen im Körper und erhöhte den Serumspiegel von Glutathion (GSH) im Vergleich zur Gruppe, die nicht gegen rheumatoide Arthritis behandelt wurde. Laut Wikipedia ist GSH ein wichtiges Antioxidans in Pflanzen, Tieren, Pilzen und einigen Bakterien und Archaeen. Glutathion kann Schäden an wichtigen Zellbestandteilen durch reaktive Sauerstoffspezies wie freie Radikale, Peroxide, Lipidperoxide und Schwermetalle verhindern.

Die Forscher folgerten, dass Spirulina in der Lage ist, die durch Adjuvans-induzierte Arthritis hervorgerufenen Veränderungen einzudämmen. Die unterdrückende Wirkung von Spirulina könnte zumindest teilweise auf entzündungshemmende, antioxidative und antiangiogene, (wachstumshemmende, antitumorale) Eigenschaften zurückgeführt werden (2015).

Dass dem so ist, haben mir viele meiner Leser bestätigt. Auch kann ich selbst einen beeindruckenden **Erfahrungsbericht** beisteuern: Als wir noch in Kalifornien lebten, besuchten wir unsere Freunde in ihrer Villa in der Wetterau, die uns auf der Terrasse empfingen. Kaum saß ich, stupste Jacky, der Familienhund, mich mit seinem Ball im Maul an. Als ehemalige Handballerin warf ich ihm den Ball weit hinaus ins parkartige Gelände. Dann folgte das Drama. Schwerfällig und bei jedem

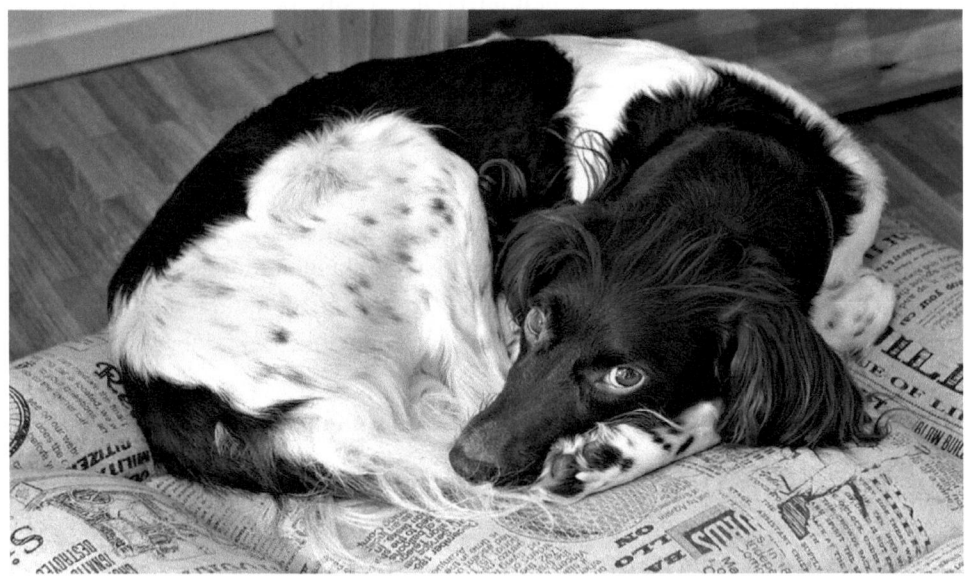

Schritt einknickend, schleppte sich der allerliebste Münsterländer-Mix, den Marita aus dem Tierheim geholt hatte, vorwärts. Mir blutete das Herz. Rasch kramte ich in meiner Reisetasche nach den Spirulinatabletten. Jacky leckte sie mir lustvoll aus der Hand, als ob er von der entzündungshemmenden Wirkung der Alge felsenfest überzeugt sei. *„Ich sagte, es sieht so aus, als ob Jacky eine ausgewachsene Arthritis hat. Er hat wohl zu viele Sahnetörtchen verputzt. Marita sagte mit einem Was-kann-ich-tun-Augenrollen: „Ja, die Omas lassen öfter mal ein Stück Kuchen unterm Tisch fallen." Am Abend gab ich Jacky drei weitere 1-g-Tabletten und am nächsten Tag 9 g über den Tag verteilt. Am Morgen unserer Abreise waren wir happy über den positiven Effekt. Jacky ging es viel besser. Marita war verblüfft über sein glänzendes Fell. Zwei Wochen später erhielten wir die frohe Nachricht: Jackys Gelenkentzündung war völlig weg! Seitdem konsumiert die ganze Familie Spirulina täglich, um gesund zu bleiben.* (Familien-Code, S. 150 f)

Zahlreiche Erfahrungsberichte von vor allem älteren Menschen mit der schmerzlindernden Spirulinaalge bei Gelenkentzündungen finden Sie in meinen Büchern, vor allem in: *Spirulina für ältere Menschen.*

Bakterielle, virale und parasitäre Krankheiten

Die Influenza ist eine der häufigsten Erkrankungen der Atemwege. Sie stellt aufgrund der hohen Wandlungsfähigkeit von Influenzaviren ein ernsthaftes Problem für die öffentliche Gesundheit dar. Auch sind viele resistente Stämme gegenüber den bestehenden antiviralen Arzneimitteln entstanden. Deshalb sind neue Behandlungsformen der Grippe dringend notwendig. Da über die antivirale Wirkung spezifischer Substanzen von Spirulina mehrfach berichtet wurde, testeten YH Chen und seine taiwanischen Forscherkollegen die antiviralen Eigenschaften mit einem Kaltwasserextrakt von Spirulina (Arthrospira platensis). Auch wenn die Studie nicht explizit zeigt, dass sie mit Hunden durchgeführt wurde, ist sie bei PubMed unter *Spirulina Canine Studies* zu finden. Sie verabreichten 14 Tage hintereinander eine Dosis des Höchstwerts von 5.000 mg/kg, die gut vertragen wurde. Die Anti-Grippe-Wirksamkeitsstudien zeigten, dass der Spirulinaextrakt die virale Plaquebildung bei einer breiten Palette von Influenzaviren hemmte.

Insgesamt legen diese Ergebnisse nahe, dass der Kaltwasserextrakt von Spirulina als ein sicheres und wirksames therapeutisches Mittel zur Bekämpfung von Grippeausbrüchen dienen könnte und weitere klinische Untersuchungen gerechtfertigt erscheinen (Chen et al. 2016).

Diabetes: Spirulina senkt Blutzucker und Fettwerte

Sollten Ihre Vierbeiner oder Stubentiger vermehrt durstig oder hungrig sein und dennoch Gewicht verlieren oder matt und schwach wirken, könnte ein erhöhter Blutzucker vorliegen. Zahlreiche Forscher an Universitäten rund um den Globus fanden heraus, dass Spirulina den Blutzucker senkt. Zuletzt testete ein indisches Forscherteam unter Pavamani J. Simon Spirulinas schützende Wirkung an diabetischen Ratten, die erhöhte Blutzucker-, Serumlipid-, Gesamtprotein-, Harnstoff-, Kreatinin- und Harnsäurewerte aufwiesen. Auch zeigten die Tiere einen beträchtlich verringerten Antioxidantien-Status. Das bedeutet, dass sich der Organismus weniger vor oxidativen Einflüssen, etwa durch freie Sauerstoffradikale, schützen kann. Die Blutanalyse weist dann ein Mangel z. B. an Beta-Carotin, Selen, Vitamin E oder Zink auf.

Bei den Tieren, die Spirulina erhielten, normalisierten sich die oben genannten Werte. Besonders die Gewebeschädigung in Bauchspeicheldrüse, Leber und Nieren konnten minimiert werden. Damit weist Spiulina eindeutig Antidiabetika-Effekte auf und ist in der Lage, hohe Blutzucker- und Fettwerte zu senken (2018).

EMS: Rennstallbesitzer und Pferdezüchter vertrauen auf Spirulina

Seit Langem gilt die vitalstoffreiche Mikroalge als Insider-Tipp für gesunde leistungsstarke Pferde. Wer ein Gestüt betreibt oder privat einen Einhufer sein Eigen nennt, kann von Spirulina in vielfacher Weise profitieren, vor allem, wenn es um optimale Beweglichkeit und Steigerung der Energie geht oder das Pferd an Erkrankungen leidet. Letzteres haben die polnischen Forscher um Daria Nawrocka 2017 in In-vivo-Studien, also am lebenden Organismus gezeigt. Sie untersuchten 18 Pferde im Alter von 8 bis 14 Jahren, die sie in gesunde und mit dem equinen metabolischen Syndrom (EMS) erkrankte Gruppen einteilten. Dabei handelt es sich um eine stetig wachsende lebensbedrohliche Erkrankung des endokrinen Systems bei Pferden. Sie geht mit Insulinresistenz, oxidativem Stress und systemischer Entzündung einher. Veterinäre gehen davon aus, dass ein Pferd an EMS leidet, wenn es ohne erkennbaren Grund chronische, immer wiederkehrende Hufrehe hat. Dabei geht das Pferd steif und ungern oder kann keinen Schritt vor den anderen setzen, ohne die größten Schmerzen auszuhalten, was man ihm auch deutlich ansieht.

In der durchgeführten Studie zeigten die Forscher, dass Spirulina platensis als Nahrungsergänzung zur Wiederherstellung der Form und Funktion von Fettgewebeabgeleiteten mesenchymalen Stromazellen (ASCs) und Darm-Epithelzellen IECs durch den Abbau von oxidativem Stress und Entzündungen in der Zelle beiträgt. Das bedeutet, dass die Pferde, die den Spirulinaextrakt erhielten, eine höhere Lebensfähigkeit bei geringeren Alterserscheinungen, eine entzündungshemmende Wirkung und Schutzwirkung gegen die Fehlfunktion und Degeneration von Zellteilen aufwiesen. Die Studien zeigten ebenso, dass die mit einer auf *Spirulina platensis* basierenden Nahrungsergänzung gefütterten Pferde an Gewicht verloren und ihre Insulinsensitivität verbesserten. Dabei stellten die Forscher eine Verbesserung der Mitochondrien-Funktion fest (2017). Mitochondrien sind spezialisierte Teile von Zellen. Sie werden auch als Kraftwerk der Zelle bezeichnet, da sie Adenosintriphosphat (ATP) produzieren, den universellen Energieträger für alle Zellen. Mitochondrien verfügen über eine eigene DNA und vermehren sich unabhängig von ihrer Mutterzelle.

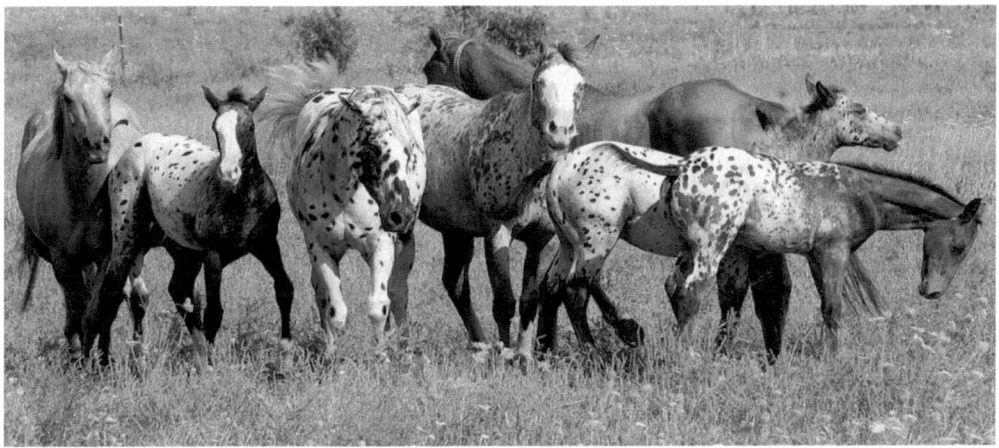

Aufgrund ihrer Ergebnisse empfehlen Daria Nawrocka und ihre Kollegen *Spirulina platensis* als interessanten alternativen Ansatz zur Unterstützung der konventionellen Behandlung des metabolischen Pferde-Syndroms. Aber auch vorbeugend empfiehlt sich die Mikroalge als Nahrungsergänzung für Pferdezüchter. Ihre positiven Wirkungen bei Pferden bestätigt eine Studie der IGV (Institut für Getreideverarbeitung) GmbH. Bereits 2007 begann Otto Pulz mit seinem Forscherteam und Pferdezüchtern, *Spirulina platensis* in Form von Chips einer Testgruppe von zehn Fohlen sowie zehn tragenden und laktierenden Stuten zuzufüttern. Schon nach einigen Monaten stellten die Wissenschaftler deutliche Effekte bei der Testgruppe fest: Das Rosseverhalten der getesteten Stuten während der Paarungsbereitschaft hatte sich verbessert. Die Alge unterstützte den Haarwechsel. Das Fell glänzte intensiver, die Vitalität stieg an und der allgemeine Gesundheitszustand stabilisierte sich. Darüber hinaus führten die Forscher weitere Studien mit anderen Tieren durch, u. a. Hühner und Kaninchen. Auch diese brachten ähnlich positive Effekte für die Gesundheit der Tiere zutage.

Besonders günstig wirkt die basische Spirulina auf den Säure-Basen-Haushalt von Pferden. Diese leiden durch Stress und moderne Ernährung häufig an Übersäuerung, was sich vor allem negativ auf die Darmflora auswirkt. Die Alge stellt das pH-Gleichgewicht des Körpers wieder her. In zahlreichen internationalen Studien wurde ihrem Polysaccharid Spirulan antivirale, antitumorale, blutgerinnungshemmende (anticoagulante) und herzschützende (angioprotektive) Wirkungen bestätigt.

vet-magazin.at/wissenschaft/tier-ernaehrung/Spirulina-platensis-Futterzusatz.html

Herz: Spirulina minimiert antibiotikaverursachte Herzschäden beim Rind

Die in unerfreulicher Weise zunehmende Massentierhaltung hat zur Folge, dass Nutz- und Schlachttiere zur Vorbeugung von Krankheiten auf Dauer angelegt mit Antibiotika behandelt werden. Das lang wirkende Makrolid-Antibiotikum Tilmicosin (TIL) wird zur Behandlung von Rindern gegen Pathogene eingesetzt, die Atemwegserkrankungen bei Rindern verursachen. Allerdings können Überdosierungen dieses Medikaments eine Herzschädigung auslösen. Ägyptische Forscher untersuchten die Schutzwirkung von Spirulina gegen die durch TIL hervorgerufene

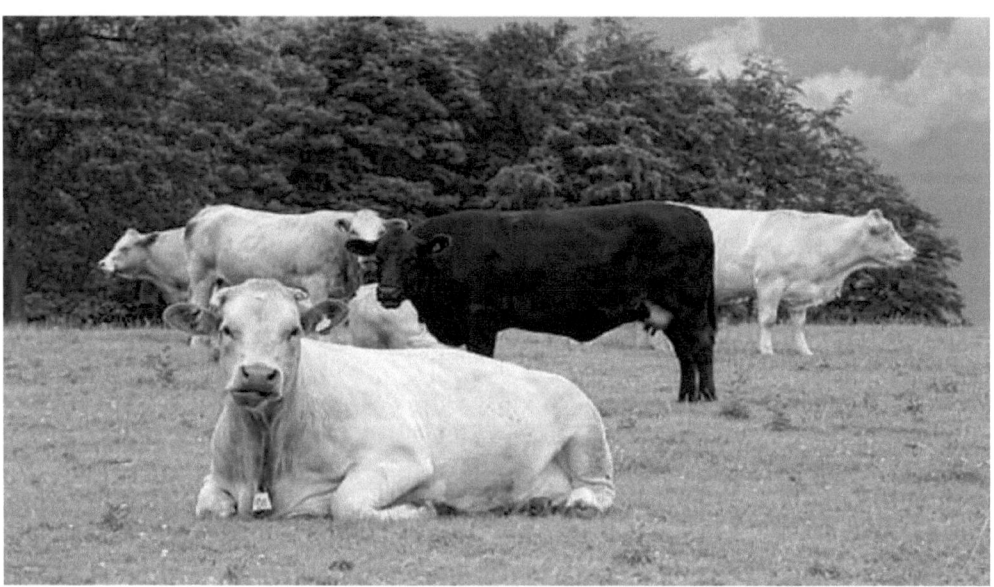

Herzvergiftung an 40 männlichen Albino-Mäusen. Sie unterteilten sie in fünf Gruppen von acht Mäusen pro Gruppe. Die erste Gruppe, denen sie Kochsalzlösung einspritzten, diente zur Kontrolle. Die zweite Gruppe erhielt Spirulina in einer Dosis von 1g/kg Körpergewicht für fünf Tage. Das wären in meinem Fall 5 gehäufte Esslöffel Spirulinapulver. Die dritte Gruppe erhielt eine Einzeldosis TIL (75 mg/kg unter die Haut gespritzt). Die Gruppen 4 und 5 erhielten SP in Dosen von ½ und 1g/kg Körpergewicht ebenfalls für fünf Tage kurz vor der Verabreichung von TIL 75 mg/kg unter die Haut gespritzt.

Die Forscher kamen zu dem Ergebnis, dass die Verabreichung der Spirulinaalge die toxischen Wirkungen von TIL durch ihre freie Radikalfänger- und starke antioxidative Aktivität minimierte (Ibrahim und Abdel-Daim 2015).

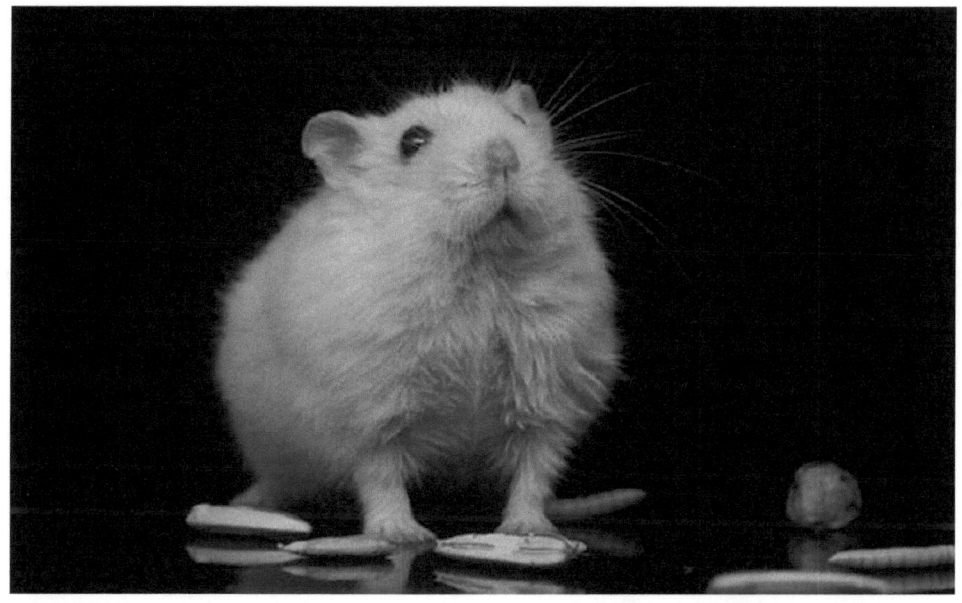

Immunmangel: Spirulina stärkt das Immunsystem nicht nur von Hamstern

Hamster haben das Pech, dass sie als günstiges lebendiges Geschenk für Kinder herhalten. Dabei wollen die Nager gar nicht gern hochgenommen und geknuddelt werden. Sie sind daher die am wenigsten geeigneten Haustiere für Kinder. Zumal sie nachtaktiv sind und tagsüber nicht gestört werden wollen. Hamster mögen keine Gesellschaft! Es ist daher auch kein Wunder, dass sie oft unter Stresssymptomen leiden. Oft kommen noch unzureichende Pflege und falsche Ernährung dazu. Die kleinen Tiere haben weder eine besonders gute Immunabwehr noch ein großes Durchhaltevermögen. Daher ist es enorm wichtig, Krankheiten frühzeitig zu erkennen und rasch zu behandeln. Zum Beispiel weist ein verklebtes Fell eindeutig auf eine Krankheit oder Mangelerscheinung hin. Ich würde jedem empfehlen, der ein Kleintier verschenkt, auch ein Fläschchen mit der das Immunsystem stärkenden Spirulinaalge in Tablettenform beizufügen. Denn sie gleicht Nährstoffmangel aus, reduziert Stressfaktoren, wie Lärm, Tabakrauch oder Elektrosmog und stärkt bekanntlich die Abwehrkräfte.

Es würde mich freuen, wenn sich einige nachtinaktive Tierliebhaber durch folgenden Link, der zu den Haltungsforderungen führt, vom Kauf abhalten ließen.

https://www.tierschutzverein-kirchheim.de/haltungsanforderungen-hamster.htm

Die taiwanischen Forscher Muga und Chao untersuchten 7 Gruppen von Hamstern, die 8 Wochen lang eine cholesterinreiche Kost erhielten und an Herz-Kreislauf-Erkrankungen litten. Sie verabreichten ihnen Fischöl und Spirulina, getrennt und in Kombination. An der Entstehung des Leidens waren erhöhte Fettwerte, oxidativer Stress und Entzündungen beteiligt. Das Fischöl hatte keine schlüssigen Auswirkungen auf die Plasmalipide und den oxidativen Stress gezeigt. Spirulina hingegen hatte sowohl cholesterinsenkende als auch antioxidative Eigenschaften. Die vitalstoffreiche Alge als Nahrungsergänzung empfiehlt sich daher besonders bei Hamstern und anderen Kleinsttieren.

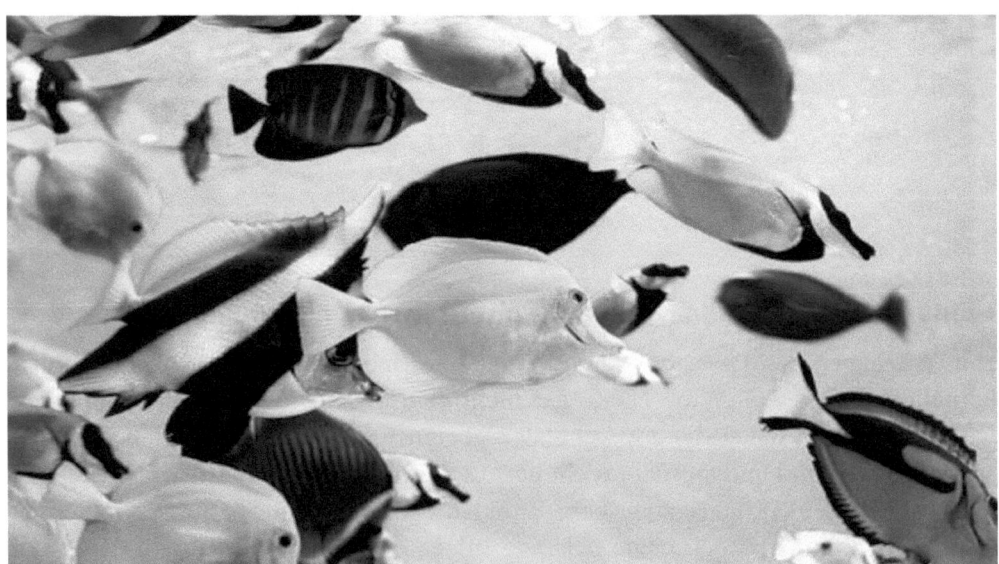

Intoxikation: Spirulina zum Schutz vor Vergiftungen von Fischen

Das am häufigsten verwendete Nahrungsergänzungsmittel bei Menschen und vielen Tierarten wird schon seit langem dem Fischfutter zugesetzt. In letzter Zeit erhielt es bei Fischen aber nicht nur wegen seiner wachstumsfördernden und das Immunsystem positiv beeinflussenden Wirkungen mehr Aufmerksamkeit, sondern auch wegen seines antioxidativen Potenzials.

In der Abteilung für Innere Medizin, Infektionskrankheiten und Fischkrankheiten injizierten die ägyptischen Universitätsveterinärmediziner 8 Tage lang Süßwasserfischen (Nil Tilapia und Oreochromis niloticus) das Insektizid Deltamethrin (DLM). Gleichzeitig ergänzten sie die Nahrung mit 0,5 und 1 % Spirulina. Menschen und viele Arten, einschließlich Vögel und Fische, die DLM ausgesetzt sind, reagieren mit Vergiftungserscheinungen der Leber, Nieren und des Nervensystems. Die Forscher fanden heraus, dass sich alle veränderten biochemischen Merkmale des Serums sowie Lipidperoxidation und antioxidative Biomarker des Gewebes mit Spirulina verbesserte. Daher schlossen sie, dass die Verabreichung von Spirulina die durch DLM verursachten toxischen Wirkungen minimieren könnte; und zwar durch die freie Radikalfängerwirkung und starke antioxidative Aktivität der Alge.

Katzenkrankheiten vorbeugen mit der Abwehrkräfte stärkenden Alge

Wir können davon ausgehen, dass Spirulina das Immunsystem aller Lebewesen stärkt. Ich habe die Felidae gewählt, da viele meiner Leser ihre Lebensfreude mit ihr steigern und somit auch die eigenen Abwehrkräfte stärken. Das gilt natürlich für alle zwei- und vierbeinigen oder flossigen und blättrigen Lebewesen. Inwiefern Spirulina die Abwehrkraft des Katzenkörpers stärkt, konnten US-Forscher der Staatsuniversität in North Carolina zeigen. Ein Spirulina-platensis-Extrakt erhöht die Funktion von weißen Blutkörperchen des Immunsystems; um genauer zu sein, die Phagozytose-Funktion der Makrophagen. Die großen Fresszellen beseitigen Mikroorganismen und sind vermutlich die ältesten Teile der Immunabwehr. Die Studienergebnisse von Quereshi und Ali bestätigen, dass eine Nahrungsergänzung mit Spirulina die Abwehrkräfte von Katzen stärkt bzw. das Potenzial, Katzenkrankheiten zu widerstehen verbessern kann (1996). Das Gleiche gilt auch für Vögel. Die saudi-arabischen Forscher unter Al-Batshan untersuchten frisch geschlüpfte Küken 42 Tage lang. Auch sie stellten einen Anstieg der phagozytischen Makrophagen bzw. die Verbesserung des mononukleären phagozytischen Systems fest. Dadurch erhöht sich das Potenzial zur Widerstandsfähigkeit bei Hühnern (2001).

Krebs: Spirulina stoppt rasch bösartiges Wachstum

Sollte der Veterinär bei Ihrem Liebling Krebs diagnostizieren, ist besonders das blaue Spirulinas Proteinpigment der Inhaltsstoff der Wahl. Denn Phycocyanin hemmt nachweislich das vermehrte Wachstum, die Verbreitung und die Neubildung von Tumoren. Das immunstimulierende Pigment der Cyanobakterien erhöht die Aktivität der Lymphozyten und sorgt für angemessene Zellkontrollfunktionen.

Renata Koníčková und ihre Forscherkollegen von der Universität in Prag wiesen die wachstumshemmende Wirkung von Spirulina platensis sogar in vivo beim Bauchspeicheldrüsenkrebs nach, und das sogar bereits am dritten Tag der Behandlung (2014). Forscher von Oman, Ägypten und USA unter der Leitung von Allal Ouhtit konnten diese anti-proliferative Wirkung bei Brustkrebs in Mäusen schon nach 24 Stunden nachweisen (2014). Was spricht also dagegen, dass Sie nach solch einer Diagnose erst einmal die segensreichen Spirulinaalge verabreichen, um die Krebszellen aus dem Körper zu schaffen?

Auch in einer gerade veröffentlichten Studie bestätigen polnische Forscher unter Arkadiusz Czerwonka, dass ein Spirulinaextrakt die Lebensfähigkeit und Verbreitung von Krebszellen deutlich reduzierte. Ihre Ergebnisse weisen auf eine Antikrebsaktivität des kommerziellen Spirulinaprodukts gegen Lungenkrebszellen hin. Sie treten somit für die chemopräventiven Eigenschaften von Spirulina ein (2018). Es würde zu lange dauern, alle weiteren Untersuchungen rund um den Globus aufzuzählen, die der Alge ihre Anti-Krebswirkung testieren. Das ist wohl auch der Grund, weshalb die Pharmaindustrie so viele geistige Brandstifter Lügen verbreiten lässt. Geld hat sie ja genug, um all die Trolle zu bezahlen, die im Netz die Unwahrheit über Spirulina sagen; z. B., dass sie giftige Mikrozystine enthalte und es bei genauer Betrachtung keine wissenschaftlichen Nachweise gebe. Siehe Seite 89 ff.

Leber- und Herzschäden: Fettleber-Diät angesagt

Bei Tieren kann man die Gelbfärbung als Zeichen eines Leberschadens in den Augen erkennen. Sie sind meist appetitlos, müde und schlapp und haben Verdauungsprobleme. Miguel Vázquez-Velasco und sein spanisches Forscherteam testeten mit Glucomannan angereichertes Tintenfisch-Surimi, das den hohen Cholesterinspiegel senkt und den antioxidativen Status der Leber verbessert. Glucomannan ist ein Ballaststoff der bei Diabetes, hohem Cholesterinspiegel, Schilddrüsenüberfunktion, hohem Blutdruck, Verstopfung sowie bei Magen- und Darmbeschwerden angewendet wird. Die Forscher fütterten die Tiere sieben Wochen lang mit voneinander abweichender Nahrungszusammensetzung. Dabei stellen sie fest, dass Glucomannan und Glucomannan plus Spirulina die negativen Effekte einer hochgesättigten hyperenergetischen Diät sowohl mit als auch ohne zugesetztes Cholesterin blockierten.

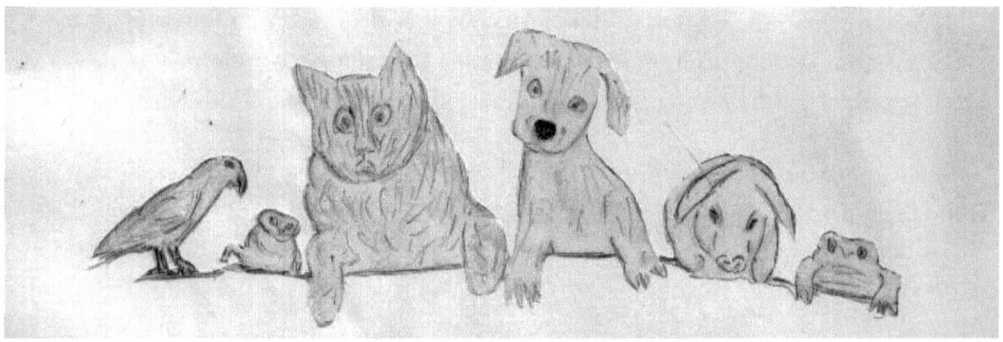

Magen-Darm-Probleme bei Hund, Katze & Co.

Ungewohntes oder mit Keimen verseuchtes Futter und Wurmbefall sind die häufigsten Ursachen für das Erbrechen oder den Durchfall von Kleintieren. Bei Jungtieren kann das sehr gefährlich sein. Da ist rasches Handeln mitunter lebensrettend. Siehe hierzu auch Teil III. Bei älteren Tieren reichen die vorbeugenden natürlichen Wurmmittel, die Sie ab Seite 47 finden.

Ägyptische Forscher haben entdeckt, dass Spirulina sich zur Behandlung von chronischer Colitis (Dickdarmentzündung) besser eignet als das entzündungshemmende Medikament Sulfasalazin (Abdel-Daim et al. 2015)!

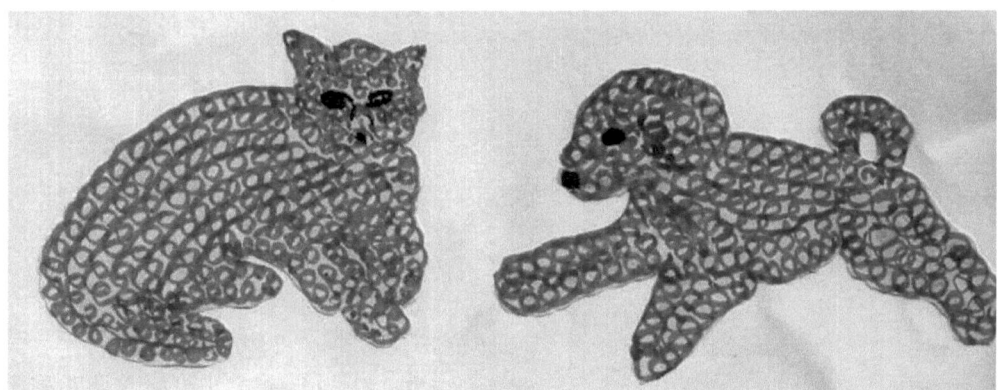

Einnahme und Verträglichkeit von Spirulina

Spirulina wird in der Regel gut vertragen und als sicher eingestuft. Allerdings kann es je nach Vergiftung des Körpers, etwa durch Nahrungs- und Umweltchemie oder Medikamente zu unangenehmen Begleiterscheinungen kommen, wie Schweißausbruch, Kopf-, Muskel- bzw. Bauchschmerzen, Blähungen oder Schnupfen.

Jeder Organismus reagiert anders auf Spirulina. Einige Tiere bekommen von zu viel Spirulina Durchfall, andere Verstopfung. Deshalb ist es wichtig, den Kot der Tiere nach der Einnahme zu kontrollieren und gegebenenfalls die Menge reduzieren.

Ich empfehle die Einnahme von 25-50 mg pro kg Körpergewicht. Meinem Hund, der rund 30 kg wiegt, gebe ich also 2-3 Tabletten á 500 mg pro Tag.

Ist der Kot zu dünnflüssig oder zu fest, reduziere ich zunächst auf 1 Tbl. Oder sogar nur eine halbe. Besonders am Anfang kann der Körper je nach Vergiftungszustand mit Ausscheidungssymptomen reagieren.

Ich habe Menschen getroffen, die nur mit einer Messerspitze Spirulina einen normalen Stuhl absetzen. Auf meine Bemerkung, ob sich das denn überhaupt lohne, bekam ich zu hören, es geht mir besser, wenn ich dieses bisschen zu mir nehme.

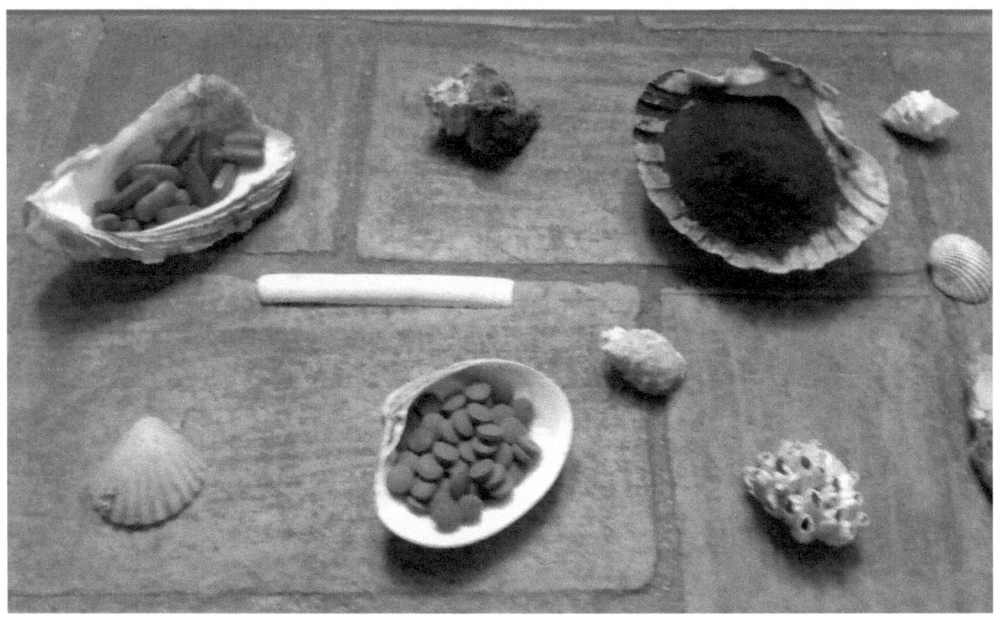

III. WÜRMER U. A. PARASITEN NATÜRLICH ENTFERNEN

Wie alle Lebewesen auf unserem schönen Planeten tragen auch unsere Haus- und Nutztiere Parasiten in sich. Manche können tödlich sein und wir können uns glücklich schätzen, dass wir sie langsam los werden. Indessen warnen Ärzte vor dem Ausrotten der Würmer und verwenden sie sogar als Medizin. Da fast nur immungeschwächte Tiere unter Darmparasiten leiden, ist es sowieso wenig sinnvoll, regelmäßig chemische Keulen einzusetzen. Denn ein gesunder Organismus kann sich ohne Weiteres gegen ungebetene Gäste im Darm wehren. Eine übliche Wurmkur erlöst den Hund auch nur von bereits vorhandenen Würmern und wirkt keinesfalls vorbeugend. Schon wenige Tage nach der Entwurmung können neue Parasiten in den Hund gelangen. Zwar zeigen viele Hunde keine Auffälligkeiten nach chemischen Entwurmungen, doch reagieren andere mitunter überempfindlich, werden unruhig oder haben Übelkeit bzw. Durchfall.

Entwurmen von Pferden: oft nicht notwendig

Auch bei Pferden ist das Entwurmen überwiegend unnötig. Der bayrische Tierarzt Dr. Marcus Menzel, der seine Doktorarbeit der Entwurmung widmete, beklagt, dass maximal 30 Prozent aller erwachsenen Pferde wirklich behandelt werden müssen. Meist sind es nur immungeschwächte Tiere, die unter Darmparasiten leiden. Denn ein gesunder Organismus kann sich problemlos gegen ungebetene Gäste im Darm wehren. Seit Jahren werden „unhinterfragt immer die gleichen Wurmkuren gegeben, ohne ein einziges Mal zu überprüfen, ob sie überhaupt wirken." Was die armen Unpaarhufer allerdings oft unnötigerweise heimsucht, sind die Kollateralschäden. Denn es treten zunehmende Resistenzentwicklungen auf, die sie auch an ihren Nachwuchs vererben.

https://www.cavallo.de/pferde-medizin/pferdemedizin-kopf-bis-huf/praxistest-entwurmen-mit-kraeutern.1758550.233219.htm

Cornelia U. Schnerr veröffentlichte 2011 eine Feldstudie zur Epidemiologie und Bekämpfung von Strongyliden in Pferdebeständen zur Erlangung ihrer Doktorwürde. Zwischen April 2005 und März 2006 wurden monatlich Untersuchungen der Exkremente bei 105 Pferden aus Baden-Württemberg durchgeführt, die u. a. über die Nahrung der entsprechenden Tierarten aufklären. Zwei Drittel der Pferde waren jünger als vier und ein Drittel älter als vier Jahre. Die Kotproben wurden für Magen-Darm-Nematoden mittels dem Flotationsverfahren zum Nachweis von Parasiteneiern untersucht und anschließend einer Eiermengenzählung nach Mc Master unterzogen.

Ausgehend von einem Ei-Inhalt von 250 Eiern pro Gramm Kot (EpG) wurden die Pferde entsprechend ihrer Zugehörigkeitsgruppe entweder mit Pyrantel oder Ivermectin behandelt. Nur bei 73 Pferden wurden Strongyle-Eier gefunden; bei der Flotation von vier Pferden zeigten sich zusätzlich Eier von Parascaris equorum. Bei 28 (26,7%) der untersuchten Pferde zeige keine der 12 untersuchten Proben Eier von Magen-Darm-Nematoden. 57 (54,3%) Pferde brauchtes während der gesamten Untersuchung keine Behandlung. 48 (45,7%) Pferde benötigten mindestens eine selektive anti-parasitische Behandlung. Keines der Pferde musste mehr als dreimal behandelt werden. Die Rate der positiven Proben war innerhalb der Gruppe der Jungtiere höher als bei den Pferden über 4 Jahren. Noch 4 Wochen nach der Behandlung zeigte die untersuchte Probe einen Eitropfen EPG 0 bis Ausscheidung in 98,8% der Proben. Es gab also die Zeichen der vorherrschenden Widerstandserscheinungen gegenüber der verwendeten Substanz.

Die Studie deutet darauf hin, dass die Zahl der Entwurmungen - vor allem in Jungtieren - durch selektive Anti-Parasiten-Behandlungen deutlich reduziert werden können. Aber die überwiegende Zahl der älteren Pferde brauchten keine Behandlung. Wir sollten daher nicht unreflektiert die rasch und radikal wirkenden Wurmpasten, die westliche Mediziner einsetzen, unseren animalischen Lieben verabreichen. Denn sie enthalten Ivermectin, Pyrantel, Febantel, Benzimidazole oder Praziquantel. Bei diesen Substanzen handelt es sich nun mal um Gifte, die Würmer und ihre Entwicklungsstadien töten. Und, wenn etwas Würmer umbringt, kann es auch für Pferde, Hunde oder Katzen kaum gesund sein. Die Tiere können mit Übersäuerung,Übelkeit, Durchfall, Unruhe und Kratzen reagieren. Die Gifte setzen dem Verdauungstrakt und der Leber zu und zerstören die Darmflora, aber auch die Mikroorganismen im Boden, auf die der mit Toxinen belastete Kot fällt.

Außerdem kann das Tier schon ein paar Tage nach einer Entwurmung neue Würmer bekommen. Denn solche Wurmkuren haben wie gesagt keine vorbeugende Wirkung.

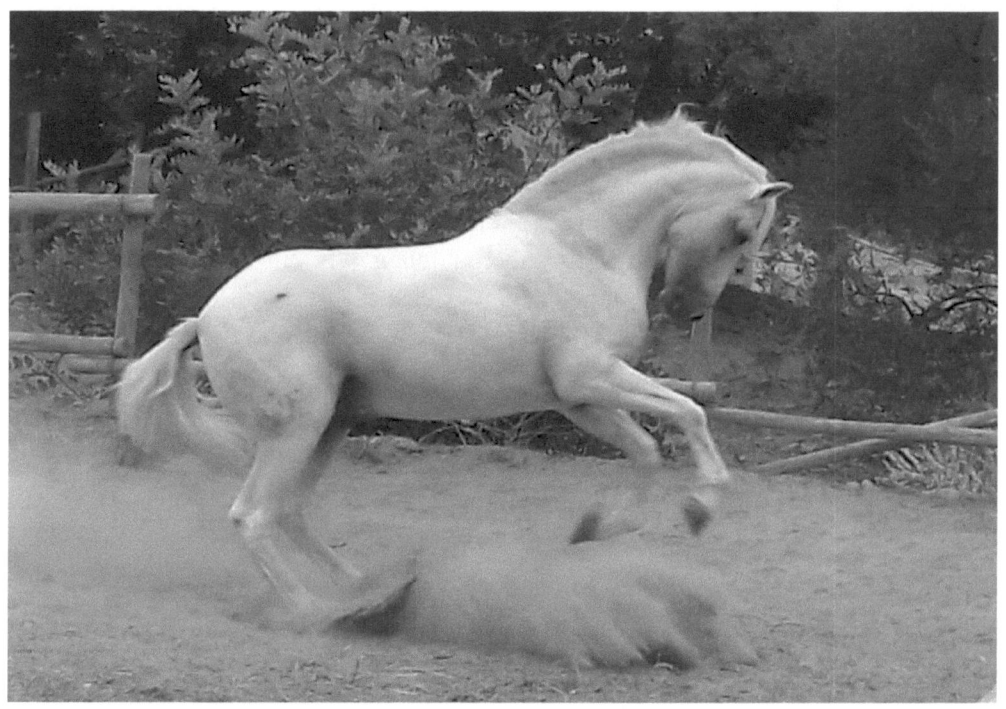

In Fällen, wo der Wurmbefall extrem stark und das Leben des Tieres in Gefahr ist, werden zwar auch die verantwortungsvollsten Tierhalter zur chemischen Keule greifen. Sie sind dann aber gut beraten, wenn sie zum Schutz der Darmflora noch sogenannte freundliche Bakterien einsetzen, wie etwa das Cyanobakterium *Spirulina platensis*. Denn die blaugrüne Alge ist gegen mehrere Mikroorganismen antimikrobiell aktiv. Sie trägt nachweislich zum Wachstum besonders der Lakto- und Bifidobakterien bei und sorgt für eine verminderte Ansammlung an Candida albicans (Marangoni et al. 2017).

Wir können leicht feststellen, ob ein Wurmbefall vorliegt, wenn wir morgens den Klebestreifen-Test machen: einen einfachen Klebestreifen am Anus anbringen und gleich wieder abnehmen. Unterm Mikroskop sind die charakteristisch geformten Eier gut zu sehen: Allerdings sollte an drei aufeinander folgenden Tagen der Test durchgeführt werden, da die Würmer nicht ständig Eier ablegen.

Mit Heilpflanzen Würmern und anderen Parasiten den Wirt vermiesen

Zur Vorbeugung von Parasiten eignen sich z. B. Tees drei bis vier Wochen lang Beifuß oder Petersilie als Tee (3 Minuten ziehen lassen und ins Futter mischen) oder ebenso lang täglich geriebene Karotten oder Papayakerne zum Futter geben. Neben der allopathischen Medizin bietet Mutter Erde zahlreiche Früchte, Pflanzen, Kerne, Samen, Kräuter und Gewürze, die auch noch die Abwehrkraft stärken und somit die Gesundheit fördern. Mit ihnen können wir ein wurmunfreundliches Darmmilieu schaffen, und den ungebetenen Gästen die Lust auf Fortpflanzung vergehen lassen, sodass sie sich freiwillig verziehen. Folgend eine Auswahl:

Ananas, Beifuß, Brennessel, Fenchel, Flohsamenschalen, Grapefruitkernextrakt, Hagebutte, Kamille, Karotte, Kokosnuss, Kümmel, Kürbiskerne, Kurkuma, Labkraut, Nelken, Papaya, Pfefferminze, Schwarzkümmelöl, Thymian, Walnussblätter, Weißkohlsaft.

Nachstehend finden Sie eine Auswahl der oben genannten Heilpflanzen genauer beschrieben.

Ananas als Wurmmittel und zur Abfallbeseitigung

Das Eiweiß spaltende Enzym Bromelain in der Ananas greift Würmer und andere Parasiten an und vertreibt sie aus dem Darm. Besonders bei alten Tieren, wenn der Körper schwächer wird und Abfallstoffe nur noch langsam oder gar nicht beseitigt, hilft die Ananas bei der Entsorgung des Zellabfalls. Nur die frische Ananas oder das Ananaspulver haben diese Wirkung. Bromelain hilft auch gegen Entzündungen und Rheuma und beugt Krebs vor.

Der Beifuß treibt nicht nur die Würmer aus

Das engl. Wort *wormwood* weist bereits auf die Wirkung des einjährigen Beifußes als Entwurmungsmittel hin. Er enthält besonders viele Antioxidantien und ist bekannt als hochpotentes Heilkraut gegen Malaria-Parasiten. Schon die antiken Chinesen verwendeten die Artemisia als Entwurmungsmittel, gegen Malaria, als Antiseptikum zur Desinfizierung von Wunden, bei Durchfall, als Antibiotikum gegen Keime, als fiebersenkendes Mittel, bei Gelenkschmerzen, Abszessen, Erkältungen, Hämorrhoiden, zur Stärkung des Immunsystems und als Krebsheilmittel (Simonsohn 2017).

Ich mische die pulverisierte Pflanze unters Nassfutter meiner Katzen und des Hundes oder rühre ein paar Esslöffel meines Tees in etwas Sahne. Das kommt immer gut an. Für den Tee gebe ich 1 gestr. Teelöffel in ein Sieb, gieße ca. 200 ml kochendes Wasser darüber in einen Becher und lasse ihn 3 Minuten ziehen.

Katzen meiden meist stark duftende Pflanzen. Aber die Bitterstoffe in Beifuß oder oder der Papayaschale machen ihnen nichts aus. Oder Sie fertigen Ihren Lieblingen solche Papaya-Spirulinariegel an, mit denen Katja unsere Sandy damals lockte:

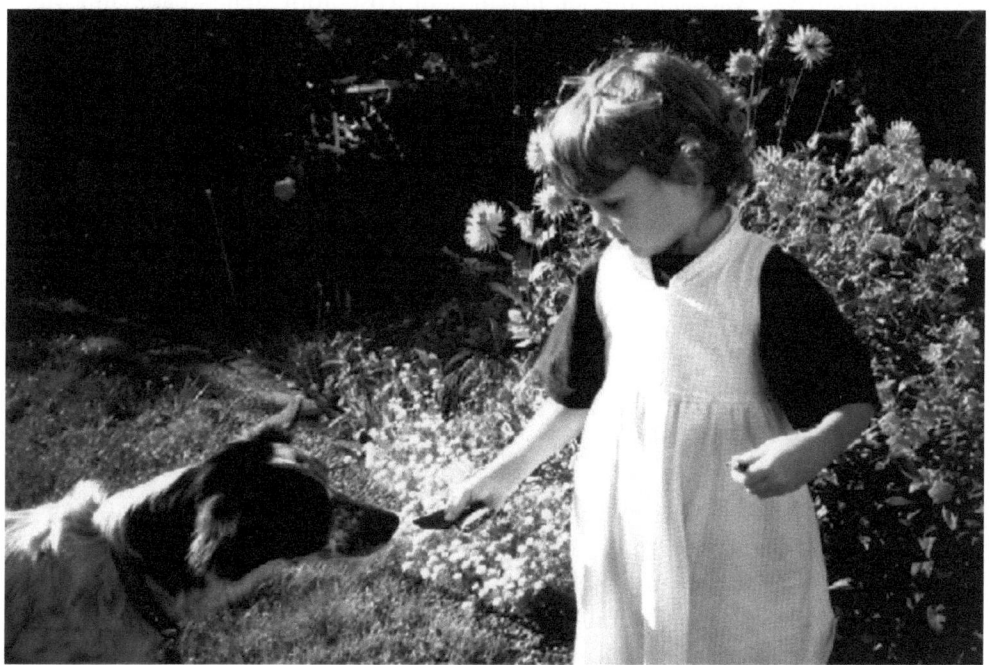

Papaya mit Kernen und Schale

Wir können unseren Lieben die ganze Papaya zerkleinert oder die Kerne und Schale mit etwas Fruchtfleisch im Mixer pürieren und unters Futter mischen. Meine Tiere fressen Schale und Kerne auch kleingeschnitten im Nassfutter. Die Papayasamen sind mindestens so wertvoll wie die Frucht. Sie regenerieren die Leber, bekämpfen nachweislich Darmparasiten und wirken noch besser als so manches allopathische Anti-Wurmmittel. Sie sollen auch durch das als Leatril bekannte Vitamin B17 krebshemmend wirken. Der Wirkstoff Papain ist ein eiweißspaltendes Enzym (proteolytisch). Würmer, Flagellaten (einzellige, eukaryotische Lebewesen) und Hexamiten (einzellige Parasiten) bestehen zum Großteil aus Eiweiß und werden durch das Papain abgetötet.

Ich kaufe meist eine Mamao-Papaya von ca. 1½ Kilo; diese reicht 3-4 Tage und genauso lange gebe ich dem fast 30 kg schweren Hund ca. 1 EL und den 4 wilden Katzen und meinen beiden Stubentigern je einen knappen Teelöffel voll.

Auch für uns Menschen ist es sinnvoll, in regelmäßigen Abständen Papay zu essen und die Kerne zu trocknen. Bei mir ist sogar ein Papayabaum im Topf einer Lavendelpflanze gewachsen, die ich neben dem Rosentopf stehen habe, um Mehltau zu verhindern. Das seltene Glück, dass ein im Gießwasser befindlicher Papayakern zu wachsen beginnt, habe ich wohl dem Riss im Lavendeltopf zu verdanken. Denn die Wurzelballen sollen trocken gehalten werden.

Um die Wirksamkeit von luftgetrockneten Samen der tropischen Frucht gegen Würmer und Darmparasiten nachzuweisen, testeten nigerianische Forscher unter John A. Okeniyi rund zwei Jahre lang 60 Kinder mit nachgewiesenen Darmparasiten ohne erkennbare Krankheitszeichen. 30 erhielten 20-ml-Dosen eines Elixiers mit luftgetrockneten Papayasamen und Honig, die anderen 30 erhielten den Trank nur mit Honig. Nach 7 Tagen wurden die Stuhluntersuchungen wiederholt. Von den Kindern, die das Papaya-Elixier erhielten, hatten 23 (76,7%) keine Parasiten mehr im Stuhl. Demgegenüber waren es in der Placebogruppe nur 5 (16,7 %). Luftgetrocknete Papaya-Samen bieten somit eine preiswerte effektive Behandlung und Prophylaxe menschlicher Darmparasiten (2007). Damit bestätigen die Forscher eine in die Breite gehende Studie, die Ärzte des M.Y. Hospitals im indischen Indore 1959 mit 1700 Kindern im Alter von 1 bis 5 Jahren durchführten, die mit Rund-, Faden- und Madenwürmern befallen waren.

Spirulina-Kokosöl-Creme

Wenn möglich, immer Bio-Produkte und nur kaltgepresstes Öl verwenden.

6 EL Kokosöl	mit
1 TL Spirulinamehl	vermengen und in ein Schraubglas füllen. Je nach Größe der Hunde oder Katzen ½ - 1 TL Creme ins Futter mischen; bei Hamstern, Mäusen, Vögel, Echsen & Co. im Bereich von 1-3 Messerspitzen.

Sie können auch ein kleines Glas Bio-Kokosöl verwenden und 1-2 EL Spirulinamehl einrühren. Auch die geraspelte Kokosnuss ist ein beliebtes Mittel gegen Würmer. Die Flocken bzw. Raspeln mischen Sie einfach dem Futter bei.

Zerkleinerte Kürbiskerne

Auch Kürbiskerne enthalten Laurinsäure. Sie wurden früher bereits gegen Band-wurmbefall angewendet. Daneben bergen sie die seltene, gegen Würmer wirkende Aminosäure Cucurbitin. Kürbiskernen wird eine harntreibende Wirkung nachge-sagt.

Auch sollen sie Hunden mit Prostata- oder Blasenproblemen helfen, Fitmacher für das Immunsystem sein und freie Radikale abwehren.

Ölhaltige Kerne und Samen bewahren Sie besser gut luftdicht und kühl auf. Soll-ten sie dennoch einmal ranzig werden, kommen sie bei mir meist in die Erde oder auf den Komposthaufen. Auch dort wachsen in Regenzeiten Kürbisse oder Sonnen-blumen.

Je nach Größe des Hundes können Sie eine Woche lang von einem gestrichenen Teelöffel (2 kg Körpergewicht) bis zu 4-5 Esslöffel (50 kg Körpergewicht), gemah-len in Buttermilch geben. Ich mahle sie in der manuellen Kaffeemühle, abwech-selnd mit trockenem Getreide, um ein Verschmieren zu vermeiden. Für Katzen sind Kürbiskerne wegen des hohen Terpenegehalts allerdings ungeeignet.

Geht es den Würmern mit rohen Karotten wirklich an den Kragen?

Samtpfoten können sich auch als Stubentiger mit Würmern anstecken. Schuld sind Flöhe, die mit der Kleidung, an den Schuhsohlen oder an Gegenständen ins Haus gelangen und zu einer Infektion mit Würmern führen. Da die Karotte immer wieder als Anti-Wurmmittel angepriesen wird, soll sie hier nicht unerwähnt bleiben.

Bei einem Befall wird empfohlen, ein paar Tage lang mehrfach pürierte Karotten zu füttern. Da ich mir nicht ganz sicher bin, ob die ätherischen Öle in der Karotte tatsächlich lähmend auf Würmer wirken, die dann ausgeschieden werden, füge ich einer geriebenen Bio-Möhre gemahlene Kürbiskerne oder Kokosöl bzw. -flocken und ½ TL Spirulinamehl hinzu und mische es dem Futter bei. Würmer sollen auch keinen Möhrensaft und -samen mögen. Es kann aber auch sein, dass geraspelte Ka-rotten nur den Darm reinigen. Gekochte Möhren würde ich nicht verwenden, da die Gefahr besteht, dass dieser Stärke-Zuckerbrei eher noch Parasiten anzieht.

Flohsamenschalen befördern schädliche Mikroben aus dem Darm

Die indische Wegerich-Art begünstigt das Wachstum nützlicher Bakterien im Darm, entfernt aber die schädlichen Bakterien, Viren, Würmer, Parasiten, Pilze, Gifte und andere Schadstoffe. Die Schalen der *Plantago ovata* weichen alte Ablagerungen im

Darm auf und schaffen sie weg. Sie binden Darmgase und vermindern dadurch Blähungen. Wie auch die Spirulinaalge senken Flohsamenschalen den Blutzucker- und Cholesterinspiegel. Ich binde fast alle Fressen, die ich für meine Tiere zuberei- te, mit Flohsamenschalenpulver.

Hagebutten helfen zudem bei Entzündungen

Auch die entzündungshemmende Hagebutte macht es den Parasiten im Darm unge- mütlich. Dies vermag den Wurmbesatz deutlich zu reduzieren. Ihre hohe Vitamin- C-Konzentration unterstützt das Immunsystem und die Verdauung. Vom Wirkstoff Galaktolipid in der Hagebutte können besonders Pferde mit hohem Hufrehe-Risiko profitieren.

Dieser sekundäre Pflanzenstoff kann helfen, Entzündungsprozesse in den Gelen- ken zu reduzieren. In der Volksmedizin sind Hagebutten dafür bekannt, dass sie ge- gen Rheuma und Gicht wirken. Veterinäre behandeln auch Hunde mit Hagebutten aufgrund ihrer Pflanzensäuren und Pektine, wenn Blasen- und Nierenleiden vorlie- gen. Bei Pferden setzen sie sie auch zu Entwurmungskuren ein. Denn die mit Wi- derhaken besetzten Härchen der Kerne machen es den Parasiten im Darm ungemüt- lich, sodass sie sich lieber einen anderen Wirt suchen.

Wer eventuell noch andere natürliche Produkte zur Wurmbekämpfung verwen- den möchte, findet bei einem Tierheilpraktiker oder naturheilkundlich ausgerichte- tem Tierarzt seines Vertrauens professionellen Rat. In zahlreichen Büchern und im Internet findet man ebenfalls Informationen zur natürlichen Wurmbekämpfung.

Ich führe natürliche Wurmkuren eigentlich durchgängig durch, da ich oft Papaya esse, dann erhalten die Katzen und der Hund auch von allem etwas, Fruchtfleisch, Schalen und Kerne. Auch püriere ich oft Karotten mit 1 TL Kokosöl und etwas Ko- kosmilch im Mixer und mische es dem Futter zu. Der Hund bekommt auch öfter gemahlene Kürbis- und Sonnenblumenkerne, da ich diese regelmäßig keime und in Müslis und Salate mische.

Natürliche Flohbekämpfung

1 Teelöffel **Apfelessig** für einen 20 Kilo schweren Vierbeiner in den Trinkwasser- napf geben. Bei größeren oder kleineren Tieren entsprechend mehr oder weniger. Der Apfelessig verschreckt nicht nur die Flöhe, er pflegt auch das Fell.

Auch können Sie eine Tasse Apfelessig mit einem Liter Wasser und ein paar Tropfen Lavendelöl mischen. Mit einem Schwamm oder Tuch damit den Hund oder die Katze anfeuchten.

Das gleiche können Sie auch mit dem Saft einer **Zitrone** machen. Oder eine Zitrone in Scheiben schneiden, in einen Topf mit kochendem Wasser geben und über Nacht stehen lassen. Am nächsten Tag können Sie Ihr Tier mit einem Schwamm damit befeuchten oder mit einer eingetauchten Bürste oder einem Kamm bürsten oder kämmen. Es kann auch in einer Sprühflasche verwendet werden, um die Wohnräume bzw. die Teppiche, Möbel und zu besprühen. Dann aber besser noch mit Essig vermischt. Meine Tiere mögen allerdings nicht besprüht werden.

Auch **Zedernöl** eignet sich in Maßen zur Behandlung von Katzen. Ansonsten ist von der Behandlung der Samtpfoten mit ätherischen Ölen abzuraten. Hunde sind da weniger empfindlich. Sie können mit einer Mischung von 5 Tropfen Zedern- oder Lavendelöl auf einen Esslöffel Wasser einmal pro Woche ein schmales Tuch oder Halsband befeuchten und umbinden oder direkt hinten am Hals an einer unerreichbaren Stelle auftragen.

Rosmarin-Anti-Flohspray

Da ich jede Menge Rosmarin-Sträucher im Garten habe, ist dies mein Mittel der Wahl gegen Flöhe: Ich koche eine Doppel-Handvoll Rosmarinzweige in 2 Liter Wasser ca. 20 Minuten lang. Dieses Anti-Flohspray fülle ich nach dem Abkühlen in eine Sprühflasche, besprühe Teppiche und Möbel. Mit dem Rest durchtränke ich mittels eines Schwammes das Fell meiner Tiere. Nach einer guten Viertelstunde Einwirkzeit, wasche ich mit klarem Wasser nach. Die Prozedur muss ich aber mehrmals wiederholen, bis alle Flöhe sich verflüchtigt haben.

Eine weitere Möglichkeit, Flöhe unschädlich zu machen, ist, sie mit einem Teller Spülmittelwasser zum Kamikazeflug zu treiben. Den Teller mit Wasser befüllen, dann das Spülmittel darin mit den Fingern gut verteilen. Das in der Mitte eingefügte Teelicht zieht die Flöhe an. Wenn sie im Wasser landen, können sie sich durch dessen Viskosität nicht mehr befreien. Nach und nach können Sie so jeden Raum entflohen. Aber eine Garantie, dass sich alle ertränken, gibt es natürlich nicht.

IV. ERFAHRUNGSBERICHTE & FÜTTERUNGSEXPERIMENTE

Katzen leben länger vital mit Spirulina

Von den vielen Dachhasen, denen ich ein halbes Jahrhundert lang die Schälchen füllen durfte, war Carlo der am längsten lebende. Der getigerte Kater hätte noch ein paar Jährchen mehr als 17½ genießen können, wenn da nicht so eine am Rande der Santa-Monica-Berge im Großraum Los Angeles lebende ausgehungerte Kojoten-Mama ihre Jungen hätte satt kriegen müssen. Zumal ich gerade während meiner freiwilligen Arbeit in der von Louise Hay gegründeten AIDS-Hilfegruppe von der immunstärkenden Mikroalge erfahren hatte. Und besonders im Alter empfiehlt sich Spirulina, da das Immunsystem älterer Zwei- und Vierbeiner geschwächt ist.

Wie die Alge bei so einer 17-jährigen geschwächten Katze wirkt, konnte ein Imker aus Östringen erleben. Der auf dem Heidelberger Markt seinen Honig anbietende Mann war kurz davor, seine Samtpfote einschläfern zu lassen. Sie lag nur noch apathisch herum. Einige Monate zuvor sprang sie noch auf die Türklinken und konnte sich so frei im Haus bewegen. Schon zwei Wochen nach der regelmäßigen Gabe von täglich zwei Spirulinatabletten hatte die wieder zu alter Frische erwachte Mieze ihre Sprungkraft und damit ein Stück Freiheit zurückgewonnen. Sie konnte wieder die Türen öffnen und war auch sonst die alte vitale Katze.

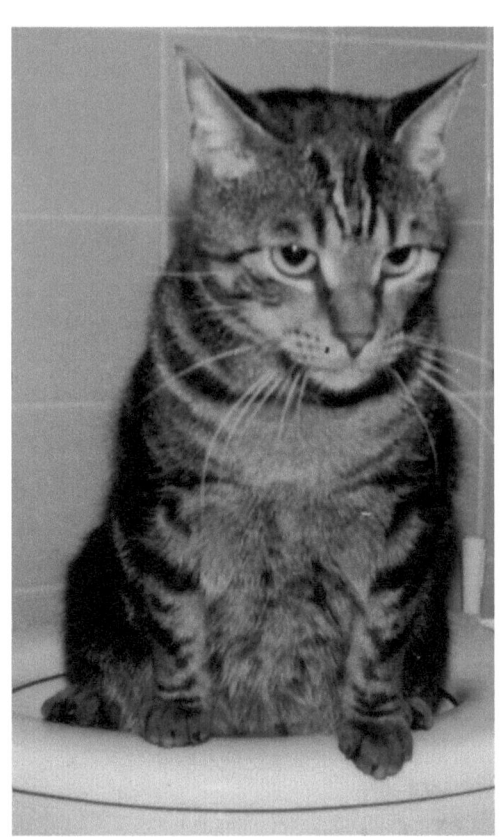

Die Gesundheitsexpertin Halima Neumann sagte mir, dass sie die Alge einige Male bei altersschwachen Katzen, einem erblindete Hund und bei Felllichtung anwendete. Sie erlebte jedes Mal Verbesserungen, wenn sie Spirulina für mindestens 3 Monate ins Futter gemischt hatte.

Tests mit Ferkeln, Lämmern und Fischen

Die Nahrungsergänzung Spirulina ist auch ein exzellentes Dünge- und Pflanzen-schutzmittel und findet als Futtermittelzusatz für Tiere von landwirtschaftlichem Wert Verwendung: Wiederkäuer, Schweine, Geflügel und Kaninchen. In der Pferde- und Fischzucht ist Spirulina schon lange ein Insider-Tipp.

Agnieszka Saeid und ihr polnisches Forscherteam führten 87 Tage lang ein Fütte-rungsexperiment mit 24 Ferkeln durch. Die Hälfte erhielt mit Kupfer angereicherte Spirulina, die andere Hälfte anorganische Salze. Zwar zeigten sich in der Versuchs-zeit keine deutlichen Unterschiede in Gewicht und Ausscheidung, aber die Spirulina-gruppe zeigte verminderte LDL-Werte („schlechtes" Cholesterin) und einen um 34% verminderten natürlichen Schwund (2013).

Ein australisches Forscherteam unter der Leitung von Arash Kashani untersuchte 24 abgestillte und unter gleichen Bedingungen gezüchtete Lämmer. Sie wurden auf Weidegras gehalten. 7 Lämmer erhielten kleine Mengen Spirulina, 7 große Men-gen. Die Lämmer der Kontrollgruppe bekamen keine Algen. Die Forscher fanden heraus, dass eine hohe Spirulinagaben zu einer Abnahme des intramuskulären Fett-gewebes führte. Auch zeigen die Ergebnisse an, dass die niedrige Spirulina-Supple-mentation die Produktion mehrfach ungesättigter Fettsäuren vermehren kann. Das bedeutet eine erhöhte Fleischqualität (2015).

N. Sultana und ihre Forscherkollegen von Bangladesh fanden heraus, dass die Fleisch- bzw. Ernährungsqualität von Tilapiafisch durch die Kombination von

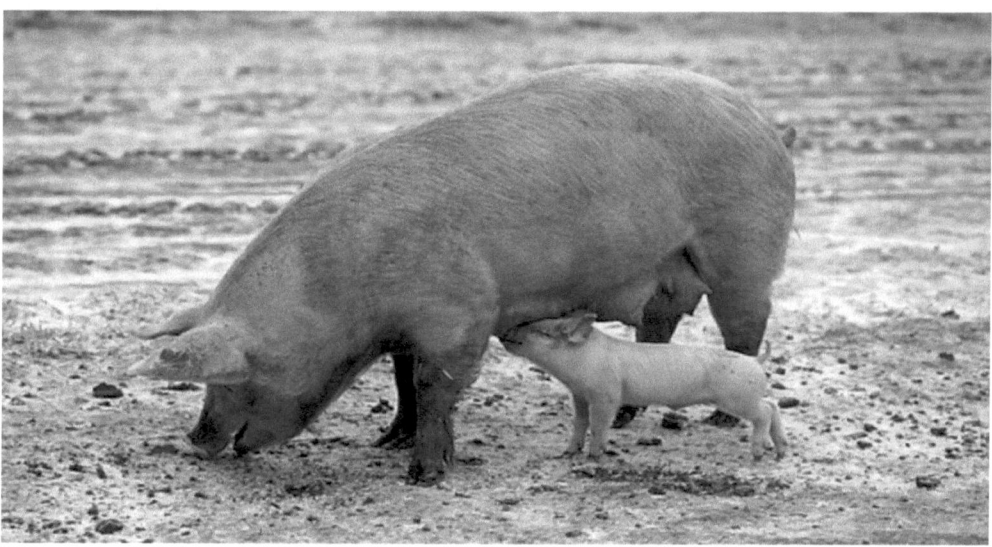

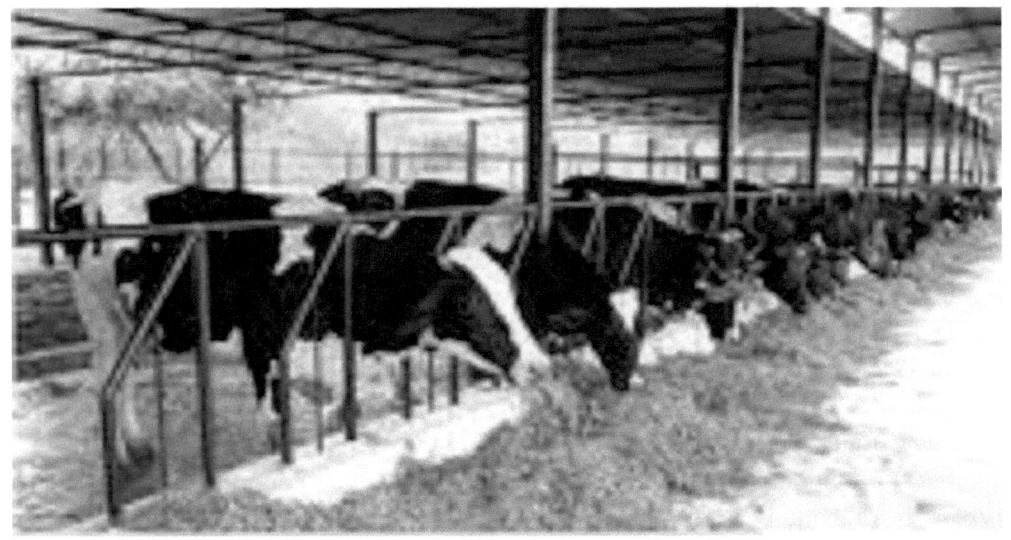

kommerziellem Futter zusammen mit Spirulinaflocken im Vergleich zu kommerziellem Futter allein verbessert werden kann (2012).

Die Wirkung von Spirulina auf Rinder

Spirulina platensis verbesserte nachweislich die Milchqualität und -quantität. Bereits zwei Gramm Spirulina pro Tag reichten aus, um die Milchqualität und die Gesundheit der Kühe zu verbessern. 30 g Spirulina erhöhte die Milchleistung um 4 %, das Milchfett um 17-25 % das Milcheiweiß um 10 % und die Laktose um 12 %. Auch das Hämoglobin, der rote Blutfarbstoff im Blut, erhöhte sich um 9 %, ebenso verbesserten sich die Erythrozyten, die roten Blutkörperchen, um 13 %. Spirulina konnte auch die mikrobielle Proteinproduktion im Pansen steigern.

Die tägliche Zufuhr von 40 g Spirulina platensis pro Kuh über einen Zeitraum von sieben Wochen führte zu einer Abnahme der gesättigten Fettsäuren (SFA),und zu einer Zunahme der guten Fette, der polyungesättigten Fettsäuren (PUFA), der monoungesättigten Fettsäuren (MUFA) und der mehrfach ungesättigte Fettsäuren , also der Omega-3-Omega-6-Fette.

Erfreulich ist auch, dass Spirulinas Omega-3- und Omega-6-Fettsäuren die Fruchtbarkeit von Rindern erhöhten.

http://spirulinafoodandfeed.com/?page_id=264

VI. LEBENSMITTEL FÜR TIERE

Wenn wir das Futter für unsere animalischen Hausgenossen selbst machen, hat das mehr Vorteile als Nachteile. Unsere Lieblinge können sich über weit mehr Abwechslung im Napf freuen. Wir können die Qualität des Futters durch die Zutaten bestimmen. Auch können wir das Futter auf die individuellen Bedürfnisse unserer Tiere abstimmen. Wenn diese vor Gesundheit strotzen, keine Couch-Potatoes sind, weniger oft den Veterinär brauchen und uns öfters sportlich herausfordern, fühlen auch wir uns rundum wohl. Klar, wir haben mehr Arbeit, vielleicht auch mehr Kosten, aber Letztere lassen sich durch die geringeren Krankenkosten relativieren.

Giftige und schwer verträgliche Lebensmittel für Hunde und Katzen

Wenn uns etwas schmeckt, heißt das nicht, dass es auch für unsere tierischen Freunde gut ist, selbst wenn sie es mögen sollten. Einige der aufgeführten Lebensmittel habe ich schon als Inhalt einer Gemüsesuppe oder eines Eintopfs meinen Hunden und Katzen gefüttert. Es wird wohl auf die Menge ankommen. Oder, um es mit Paracelsus zu sagen: Die Dosis macht das Gift. Hat der Kater aus Versehen ein paar Kaffeebohnen oder der Hund ein Stück Schokolade oder ein paar Rosinen verschluckt, werden sie das in der Regel ohne Probleme wegstecken. Bekommen sie aber größere Mengen oder über einen langen Zeitraum gesundheitsgefährdende Lebensmittel, kann es früher oder später zu Leiden und Siechtum kommen. Im Zweifelsfall sollte ein Veterinär das Tier gründlich untersuchen. Ich würde in jedem Fall bei folgenden Lebensmitteln vorsichtig sein und die fett gedruckten gar nicht verfüttern.

Lassen Sie Alfalfa-Sprossen, Auberginen, Avocados, grüne Bohnen, rohe Kartoffeln, Kirschen (Steine), **Knoblauch,** Koffein, Lauch, **Macadamianüsse**, Schnittlauch, **Schokolade**, **Süßstoff Xylitol**, Tomaten und Zwiebeln besser nicht herumliegen, wenn es sich bei Ihren Lieblingen um wandelnde Mülleimer oder Staubsauger handelt. Ebenfalls giftig für ihre Samtpfoten und Vierbeiner sind **Rosinen und Weintrauben, Alkohol, Kaffee und Tee.** Kuhmilch hingegen ist zwar nicht direkt giftig, aber viele Tiere vertragen sie nicht. Überdies bekommen Kühe generell Antibiotika. Daher besteht die Gefahr, dass sich die Tiere resistente Keime zuziehen. Verträglicher ist mit Wasser verdünnte Sahne oder Kokossahne. Auch sollten Sie ihren Tieren kein **rohes Schweinefleisch**, rohe Hülsenfrüchte oder Schokolade geben. Einmal bekam unsere damals 3 Monate alte Hündin in einem

Straßenrestaurant in Agadir von jemandem ein Stück Schokolade. Es ging so schnell, dass ich es nicht verhindern konnte. Sandy ist zwar nicht daran gestorben, aber wir hätten sie in der Nacht am liebsten draußen angebunden, so sehr hatten ihre Winde gestunken.

Besonders gefährlich am **Süßstoff Xylitol** ist, dass der Blutglukosespiegels abfällt und es zu einer Unterzuckerung kommt, die zum Koma führen kann. Beim Abbau des Xylitols kommt es zur Schädigung der Zellstabilität folglich zum Absterben der Leberzellen und zum lokalen Tod des Lebergewebes. Da dieser Süßstoff auch in Pudding, Backwaren und Multivitaminpasten enthalten ist, kann es sein, dass Ihre Hunde oder Katzen damit in Berührung kommt. Sollten Sie Symptome, wie Schläfrigkeit, Zittern, Krampfanfälle und Herzrasen feststellen, sollten Sie durch Einführen einer 3%-igen reinen Wasserstoffperoxid-Lösung, am besten in einer 10-20-ml-Spritze beides aus der Apotheke, das Erbrechen einleiten. Danach sollten in Wasser gelöste Kohle-Compretten eingegeben werden.

www.tierklinik.de/ratgeber/giftige-lebensmittel-fuer-hund-und-katze/suessstoff-xylitol

Der Kern, die Blätter und die Schale von Avocados enthalten das giftige Fettsäurederivat Persin. Das Fruchtfleisch ist aber für Haustiere ungefährlich, selbst wenn im Netz meist auch davor gewarnt wird.

www.zentrum-der-gesundheit.de/avocado.html#toc-sind-avocados-fur-hunde-giftig

Rohes Schweinefleisch, sogar schon ungekochte Schweineknochen, können Risiken bergen. Denn sie enthalten möglicherweise das so genannte Aujeszky-Virus.

Die meisten Nüsse, wie Hasel-, Cashew-, Pekan- oder Walnüsse, können Sie Ihren Tieren in rohem, ungesalzenen Zustand geben, allerdings nur in ganz geringen Mengen. Walnüsse dürfen, wie gesagt, keinesfalls mit der grünen giftigen Schale angeboten werden, auch nicht zum Spielen. Die sehr leckeren Macadamia-Nüsse sind für Hund, Katze & Co. sehr gefährlich. Vier Nüsse sollen genügen, um bei großen Hunden *eine schwere Vergiftung mit Erbrechen, Fieber, Muskelzuckungen und Lähmungen* auszulösen. Achten Sie also Sie darauf, dass keine Dosen offen herumstehen und Ihr Hund auch keine Macadamia-Nüsse von Knabberschalen oder Weihnachtstellern stibizen kann.

Durch ein bis heute noch nicht identifiziertes Gift können Rosinen und Weintrauben bei Hunden und Katzen zu Erbrechen, Durchfall und Nierenversagen führen.

www.vetzentrum.de/hundehaltung/nuesse-fuer-den-hund-welche-sorten-sind-tabu

Kaffee wird vom Vetzentrum und auch sonst im Netz oft als giftig für Hund und Katze beschrieben. Da ich Kaffeebohnen selbst mahle, fielen mir mal einige auf den Boden und mein damals 5 Monate alter Staubsauger-Kater Odysseus hat sofort zwei oder drei verputzt. Zum Glück hat er keinerlei Symptome gezeigt. Vielleicht lag es aber auch an Spirulina, das meine Tiere alle regelmäßig zu sich nehmen, vier freiwillig, drei in Leberwurst oder Käse versteckt bzw. im Nassfutter.

Zwiebeln und Knoblauch sind für Pferde, Hunde und Katzen in jeglicher Form überaus unverträglich und können durch die Schwefelverbindung N-Propyl-Disulfid zu hämolytischer Anämie (Blutarmut) führen. In einem Versuch verloren Pferde 60 % ihrer roten Blutkörperchen.

www.vet-tcm.de/allgemeine-themen/14-hunde/34-knoblauch

Warum alte Walnüsse fressen oder mit grünen spielen hochgefährlich sein kann

Im Netz wird darüber berichtet, dass bei Hunden, die plötzlich Muskelzittern, Erbrechen und epileptiforme Anfälle entwickeln, Mykotoxine angenommen werden können, besonders wenn 2-3 Stunden zuvor Schimmeliges gefressen wurde. Besondere Vorsicht ist bei Walnuss- (Juglans regia) und Schwarznussbäumen (Juglans nigra) geboten! Die Fruchtschalen beider Bäume können vom toxinbildenen Pilz Penicillium crustosum mit dem Wirkstoff Roquefortin C befallen sein. Die Einnahme könne durch die stark neurotoxische Wirkung bei Hunden zum Tod führen!

www.tierheim-kronach.de/nachrichten/achtung-vergiftungsgefahr-fuer-hunde-bei-walnuss-und-schwarznussbaeumen/

Dies konnten Forscher aus Neuseeland unter der Leitung von J.S. Munday bestätigen. Ein einjähriger, unversehrter männlicher Labrador-Kreuzhund erbrach nach dem Verzehr von Walnüssen, die seit 5 Monaten auf dem Boden lagen. Der Hund entwickelte danach Zittern, gestörte Bewegungskoordination, erhöhten Speichelfluss und Übererregbarkeit. Er hatte eine Temperatur von 39,9 ° C. Beide Pupillen waren normal groß und sprachen normal auf Licht an. Nach dem ausgelösten Erbrechen waren Walnussschalen sichtbar.

Die Forscher diagnostizierten eine tremorgene Mykotoxikose und wiesen in den erbrochenen Walnussschalen Mykotoxine nach. Der Hund wurde symptomatisch behandelt und erholte sich nach 18 Stunden vollständig (2008).

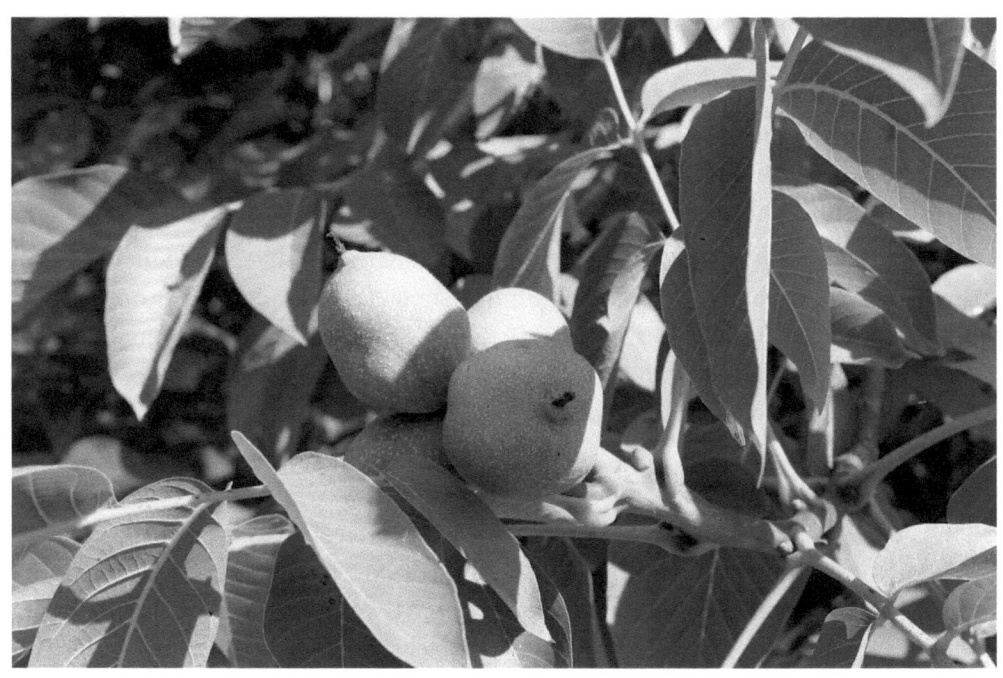

Futter für glückliche Papageien, Sittiche und Piepmätze in Freiheit

Da Sittiche und Papageien oft an Vitamin-A-Mangel leiden, eignet sich die Mikroalge durch ihre hohen Gehalt an Beta-Carotin, der wichtigsten Vorstufe von Vitamin A. besonders gut, um sie Körnermischungen zuzusetzen. Wenn wir Vogelfutter selbst machen, können wir gezielt auf die Bedürfnisse der Vögel eingehen. Zudem wissen wir immer ganz genau, was im Futter enthalten ist. Das Herstellen des Futters für Körnerfresser wie z. B. Papageien, Sittiche, Tauben oder Sperlinge geht ganz einfach: Stellen sie eine Mischung aus etwa zwei Tassen Sonnenblumenkernen, einer dreiviertel Tasse Hanfsaat und einer viertel Tasse Hirse oder Haferkleie mit einem TL Spirulinamehl her. Auch können Sie Bucheckern, Mohn, Sesam-/Lein-/Chiasamen, Schwarzkümmel oder gehackte Haselnüsse zugeben. Von dieser Mischung morgens und nachmittags jeweils einen Teelöffel und dazu Frischkost, wie Salat, Gemüse, Küchenkräuter, Wildgräser sowie Grünfutter aus der Natur. An Obst würde ich saure Äpfel, Kiwi, Beeren oder Papaya geben.

Sie können auch selbst Kekse oder Kaustangen aus der Körnermischung herstellen; z. B. indem Sie 2-3 geh. EL Dinkel-Vollkornmehl, eine halbe Banane und 1 EL Kokosöl oder noch besser rotes Palmöl und etwas warmes Wasser mischen, damit Holzspatel bestreichen und diese in eine Tasse Körnermischung eintauchen. Bei 50 Grad trocknen. Sie können das Mehl auch mit einem Ei binden und die Kaustangen backen.

Im Winter können Sie auch draußen die Finken und Meisen und andere Körnerfresser beglücken, aber auch die Weichfutter-Fresser, Amsel, Drossel, Specht & Co. indem Sie der Körnermischung erhitztes Kokosfett und Weizenkleie, Haferflocken und Trockenobst darunter mischen. Sie können auch aus halben Kokosnussschalen Futterglocken fertigen, indem Sie flüssiges Fettfutter einfüllen, ein Loch bohren und an einen Ast hängen. Oder wie auf folgendem Foto können Sie auch Ihren gefiederten Lieblingen Weihnachtsgeschenke machen. Folgendes Foto zeigt allerdings Besucher, wie mir meine Freundin Sabine SD sagte. Die Nachbarhühner kommen öfter mal zu Besuch, weil ihnen ihr Futter besser schmeckt.

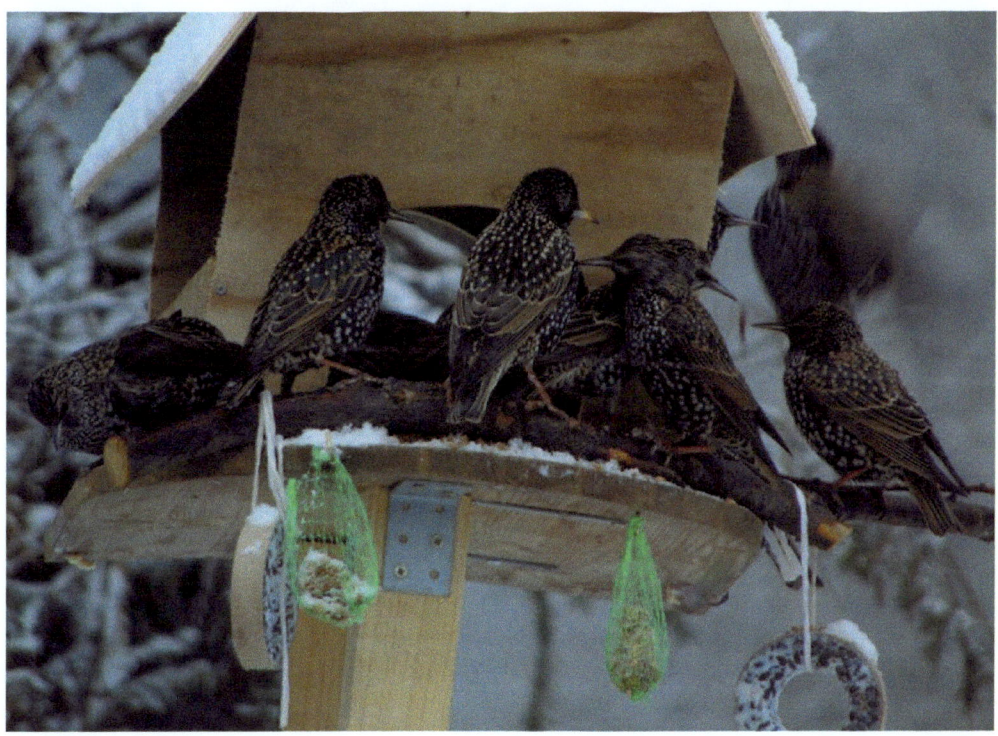

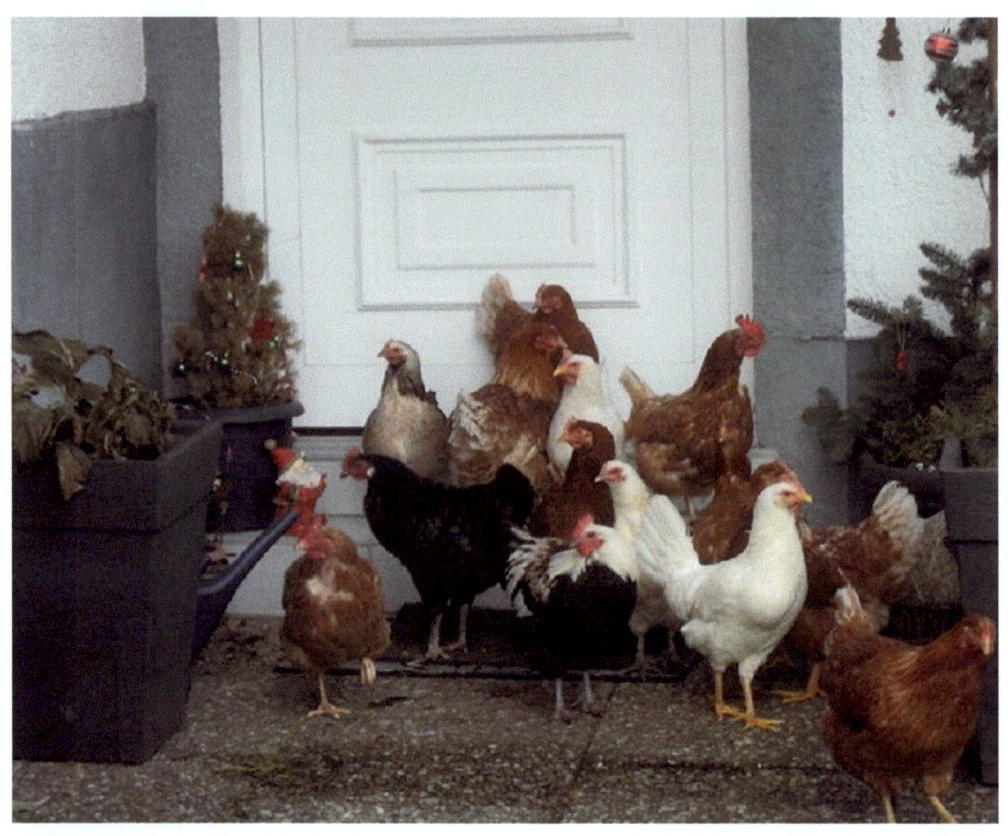

Gesundkost nicht nur für Vierbeiner

Wenn Sie folgend die Hülsenfrüchte-Rezepte sehen, schlagen Sie nicht gleich die Hände über dem Kopf zusammen. Es gibt ein paar Tricks, damit das Böhnchen kaum ein Tönchen gibt: In Maßen, aber regelmäßig genossen, blähen Hülsenfrüchte kaum. Deshalb gibt es bei mir jede Woche dreimal Linsen, Bohnen oder Erbsen bzw. Kichererbsen. Eine weitere pupsreduzierende Vorgehensweise ist, wenn Sie Hülsenfrüchte für ein paar Stunden in ca. 80 Grad heißem Wasser einweichen. Und, wenn Sie dann das Einweichwasser wegschütten, enthalten sie nur noch 20 % der blähenden Oligosaccharide namens Raffinose, Stachyose und Verbascose. Der Grund für die Unverträglichkeit für die kurzkettigen Oligosaccharide ist, dass unser Verdauungssystem keine Enzyme bildet. Es gilt also zu testen, ob wir mit dem gleichzeitigen Verzehr der enzymreichen Mikroalge die Verdauung dieser aus mehreren Einfachzucker bestehenden Kohlenhydrate verbessern können.

VII. REZEPTE GEGEN TIER-LANGEWEILE

Wie auch für meine eigenen Gerichte verwende ich nach Möglichkeit Bioprodukte, besonders, wenn es sich um Mehlsorten, Fruchtpulver, Samen, Keime, Kerne, Gemüse, Kräuter, Gewürze etc. handelt.

Teelöffel	TL
Esslöffel	EL
Tasse	Ts.
Tropfen	Tr.
gerieben	ger.
gemahlen	gem.
klein (e/n)	kl.
groß (/n)	gr.
Messerspitze	Msp.

Bunter Bohnen-Reissalat

½ Ts. weiße Bohnen	ber Nacht einweichen schonend mit
1 Tasse Reis	und 5 Tassen Wasser garen
½ Kopf grünen Salat	oder 50 g Löwenzahnblätter gut waschen
½ hellgrüne Zuchini	fein würfeln oder raspeln
1 Karotte/½ Rote Bete	klein schneiden und mit
2 EL	
2 EL	Olivenöl, dem Saft einer
½ Zitrone	und 2 im Mörser zerstoßene
Spirulina-Tbl.	vermengen. Je nach Größe des Hundes ergibt der Salat eine oder eingefroren mehrere Mahlzeiten.

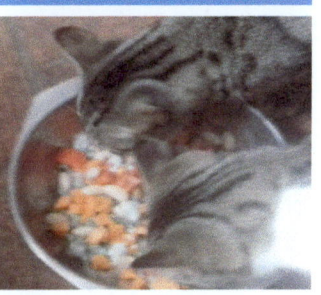

Im Kühlschrank hält er sich drei Tage. Wichtig ist, dass das Gemüse klein ge- schnitten oder geraspelt ist. Große Stücke lässt mein Hund im Napf liegen. Da man- che Hunde keine Rohkost vertragen, evtl. alle Zutaten 5 Minuten schonend garen.

Erbsenbuletten

1 Ts. Erbsen	über Nacht einweichen in 3 Tassen Wasser schonend garen; mit
1 Ei	
3 EL Haferflocken	
2 EL Hafermehl	oder Kokosmehl
1 Ölsardine	
½ TL Spirulinamehl	und
Kräutern nach Wahl	vermengen. Bouletten formen und mit Kokosöl ausbacken oder trocknen. Dann aber besser statt dem Ei 1 EL einge- weichtem Chia- oder Leinsamen zum Binden verwenden

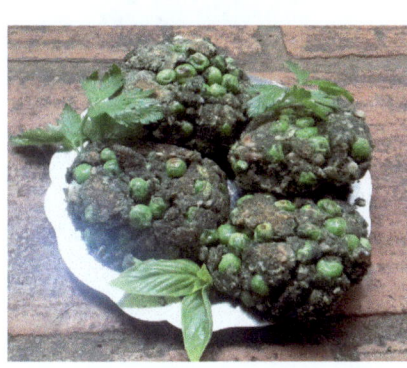

Hafersuppe mit Gemüse

1 Ts. Haferflocken	mit
1 EL Sonnenblumenöl	anrösten und 3 Tassen Wasser zugießen
1 Karotte schälen	raspeln oder in kleine Stücke schneiden, zufügen
½ Zuchini	waschen, fein würfeln, zufügen und 15 Min. köcheln lassen
2 EL Kräuter	nach Wahl klein schneiden oder wiegen, zufügen; mit
3 EL süßer Sahne	oder Magerquark verfeinern

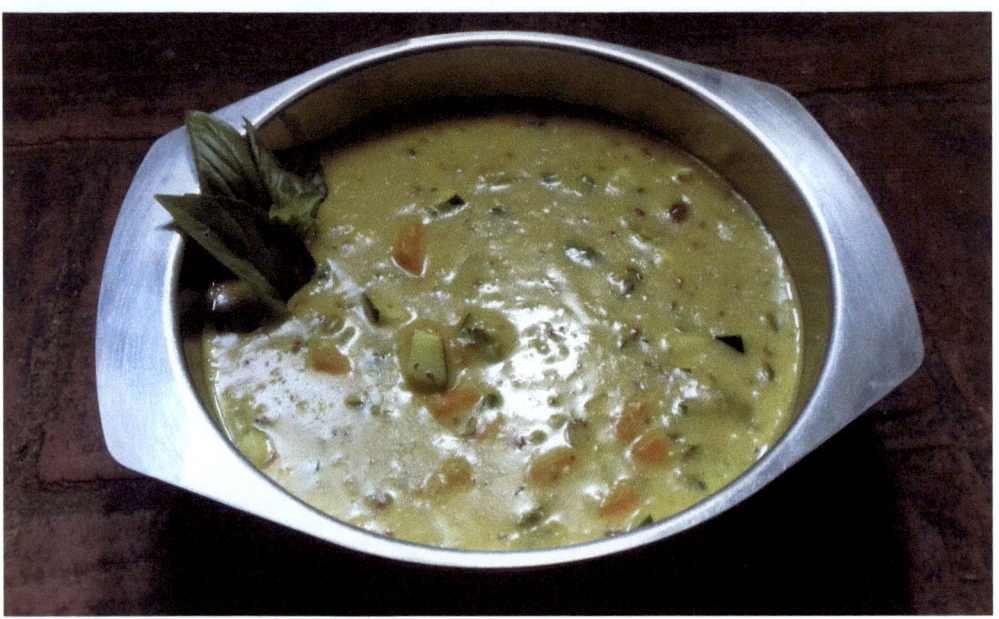

Hühnereintopf

1 Ts. Hafergrütze	oder Vollkornreis mit 2 Ts. Wasser zum Kochen bringen
100 g Hühnerfleisch	und
1 EL Olivenöl	hinzufügen, 20 Minuten köcheln lassen
100 g Gemüse	nach Wahl hinzufügen, weitere 10 Min. kochen; vom Herd nehmen und noch 10 Minuten ruhen lassen; nach Abkühlen
2 Spirulina-Tbl.	vierteilen und nach dem Abkühlen unterrühren; mit
1-2 EL Kräutern	nach Wahl, gehackt garnieren

Wenn ich täglich mit den Tieren wandere, sammle ich essbare Pflanzen, um sie kleingeschnitten zum Fressen zu geben, wie etwa Butterblumen & Baumerdbeeren

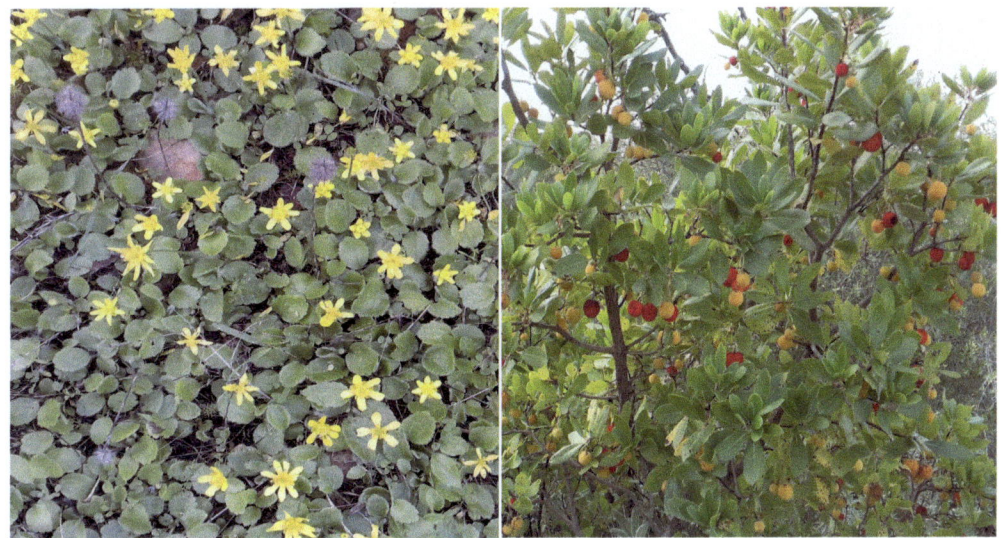

Hühnerinnereien auf Maispolenta

1 Ts. Speisemais	über Nacht einweichen; mit der Zugabe von
1 TL Bohnenkraut	schonend garen, ca. 8 Min.
2 Ts. Gemüsebrühe	mit
1 Ts. Maisgrieß	in einem Topf bei starker Hitze zum Kochen bringen, dann bei niedriger Hitze 6-8 Minuten unter ständigem Rühren köcheln, vom Herd nehmen und 10 Minuten ziehen lassen

100 g Ziegenkäse oder Feta zerkrümeln und mit dem Mais zur Polenta geben
200 g Innereien in Sonnenblumenöl kurz anbraten; 1 EL Tomatenmark untermischen; mit frischen Kräutern über die Polenta geben

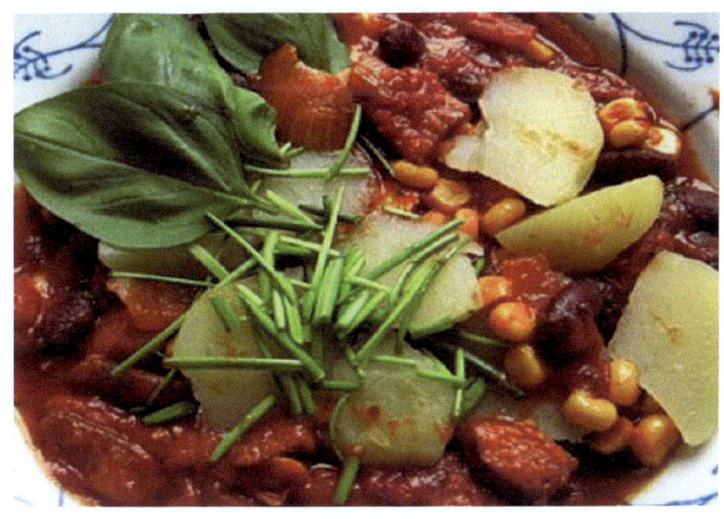

Kartoffelkugeln

500 g Kartoffeln	kochen und stampfen, mit
1-2 Eigelb	
1-2 EL Butter	und
1-2 EL	gehackter Petersilie
	vermengen, Bällchen formen

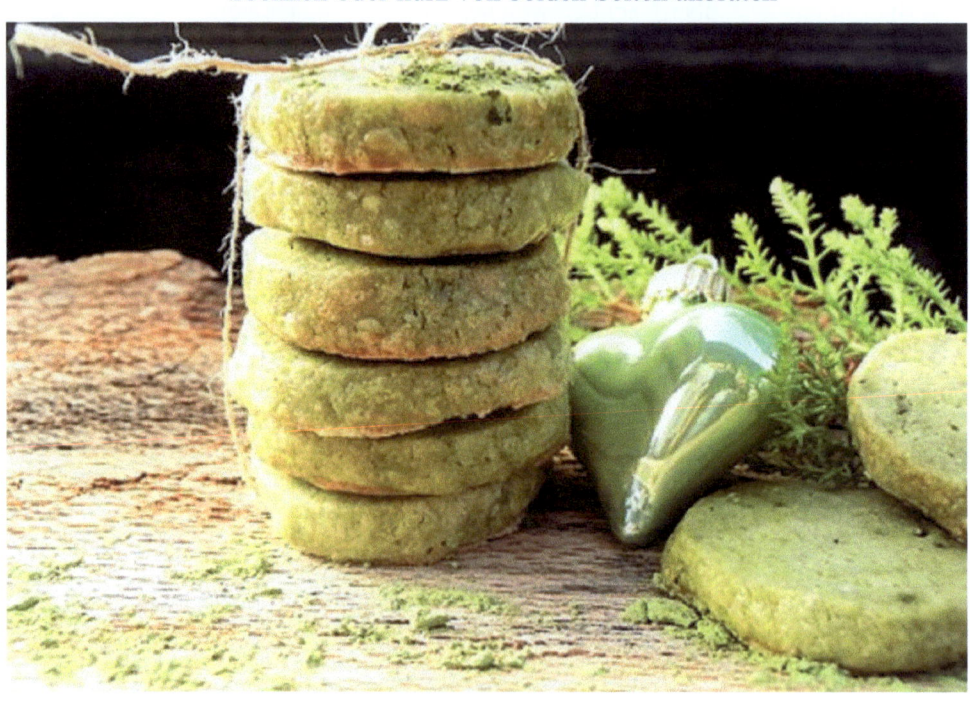

Kichererbsen-Küchlein

2 EL Leinsamen	in 8 EL Wasser einweichen
2 Ts. Kichererbsen	gekocht oder aus Dose, abspülen, abtropfen lassen
1 Bund Koriander	grob schneiden; die Hälfte der Kichererbsen mit
¼ TL Cumin	dem eingeweichten Leinsamen, dem Koriander und
5 Spirulina-Tbl.	im Mixer pürieren, zusammen mit dem Rest Kichererbsen und
3 EL Kokosmehl	und
4-5 EL Kokosöl	zu einem, Teig verarbeiten, dick ausrollen, 5-6 Küchlein mit einem Glas ausstechen; bei 50° 2-3 Stunden im Backofen trocknen oder kurz von beiden Seiten anbraten

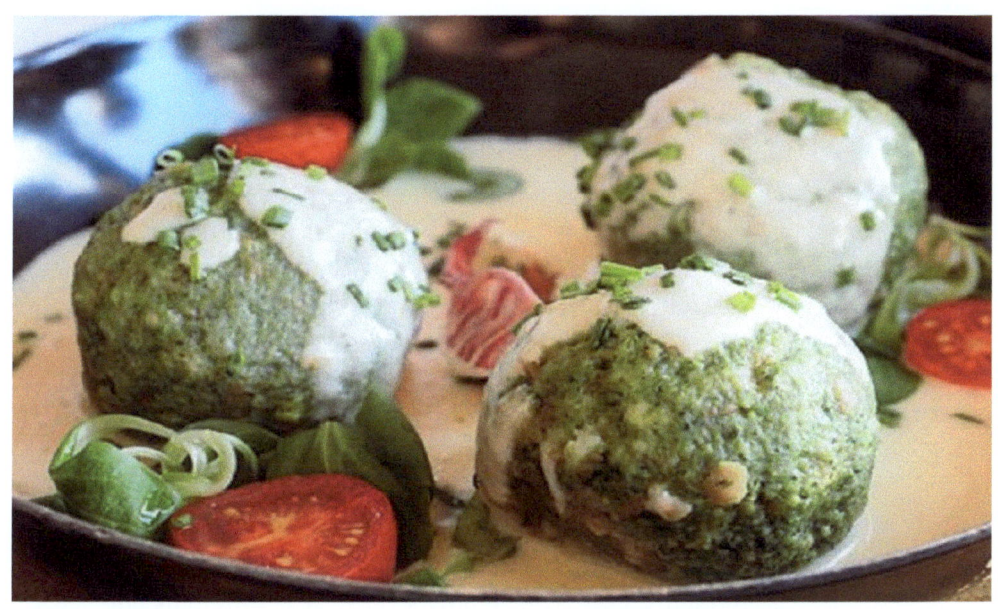

Klopse auf Vorrat

1 Ts. Vollkornreis	in 3 Tassen Wasser garen; mit
250 g Rinderhack	alternativ Putenhack und
1 Ei	mischen und kleine Kugeln formen;
	in kochendes Wasser geben in
2 EL Sesamsamen	mit
½ TL Spirulinamehl	gemischt wälzen; nach dem Abkühlen in Portionen einfrieren

Kokosmakronen, pikant

250 g Mehl	zusammen mit
150 g Quark	oder Hüttenkäse
100 g Kokosnuss	geraspelt
2 EL	geriebener Hartkäse
2 EL	Kokos- oder Olivenöl
1 EL	Hanfmehl und
1 TL Spirulinamehl	im Mixer oder Rührschüssel mit Knethaken zu einem Teig kneten, mit zwei TL portionieren und die Häufchen aufs mit

Backpapier ausgelegte Blech setzen. Im vorgeheizten Backofen bei 170° 25-30 Minuten backen und noch einige Zeit im Backofen nachtrocknen lassen.

Krümel-Quark für verwöhnte Fellnasen

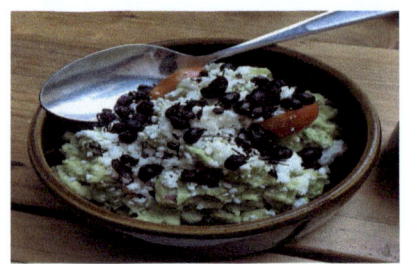

250 g Quark	oder Hüttenkäse mit gek.
Gemüse nach Wahl	vermengen
1 Spirulinatablette	mit dem Mörser zerstoßen und untermischen; mit
3-4 Krabben	oder Oliven garnieren

Lachsfrikadelle

1 kg Lachskarkasse	vom frischen Lachs (ich kaufe oft auch Hühnerkarkassen und mache davon einen Eintopf oder eine Gemüsesuppe); 5-10 Min. (je nach Größe) in kochendes Wasser geben.
1 gr. Kartoffel	raspeln mit
1 Ei	alternativ 1 EL Tomatenmark oder 2 EL Apfelmus und dem vom Skelett entfernten Fisch vermischen; mit einer Prise
Kurkuma	oder anderen Kräutern verfeinern, beidseitig anbraten EL To-

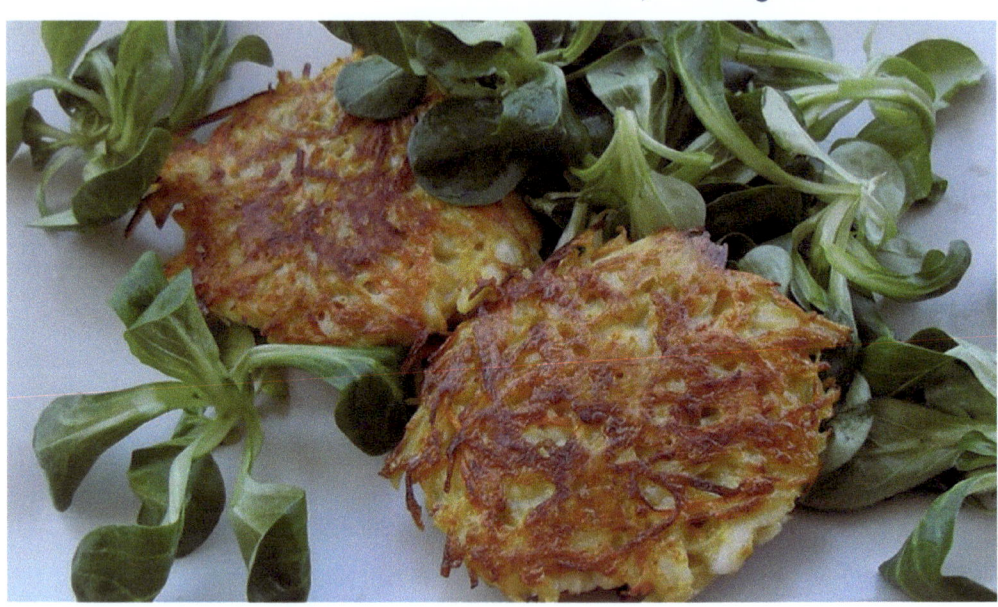

matenmark mit ½ TL Spirulinamehl vermengen und damit die geformten Frikadellen garnieren

Milchreis-Schonkost

1 Ts. Milchreis   mit 3 Ts. Wasser und
2-3 Karotten   kleingeschnitten weich kochen; etwas abkühlen lassen; mit
1 Ts. Hüttenkäse
1 EL Leinöl
½ TL Spirulinamehl und
1 geriebenen Apfel   vermengen

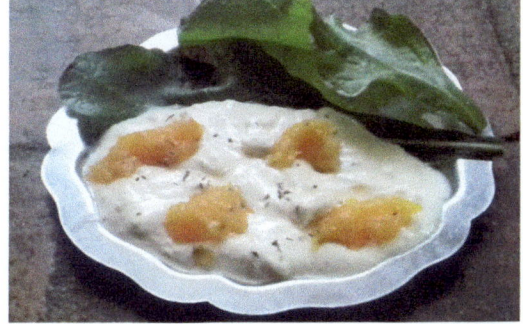

Quark-Öl-Lachs

250 g Magerquark   mit
2-3 EL Leinöl   und
1 TL Spirulinamehl verquirlen.

Je nach Geschmack können Sie Petersilie, Basilikum, Kurkuma, Ingwer, Rosmarin, Minze oder Zimt verwenden. Mit ein paar Lachs- oder Sardinenstücken servieren. Alternativ Thunfisch, dann aber nur spärlich und

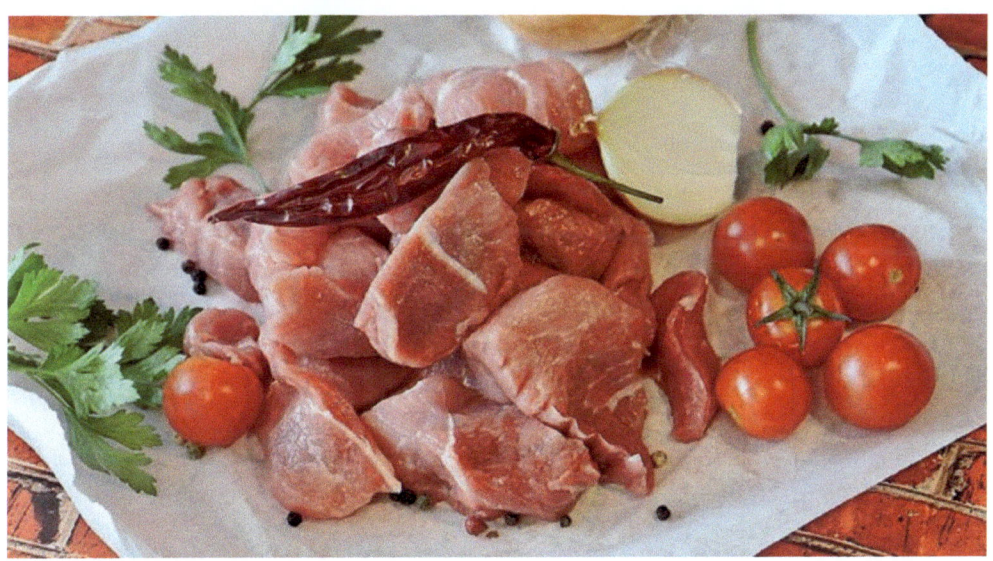

ohne Öl geben, da sonst die Gefahr der Quecksilbervergiftung besteht. Die Raubfische, wie Schwertfisch, weißer Heilbutt, Hai und Thunfisch sind stark mit Quecksilber belastet. Deshalb verwende ich lieber Sardinen, Sardellen und Lachs, die sich überwiegend von Plankton ernähren.

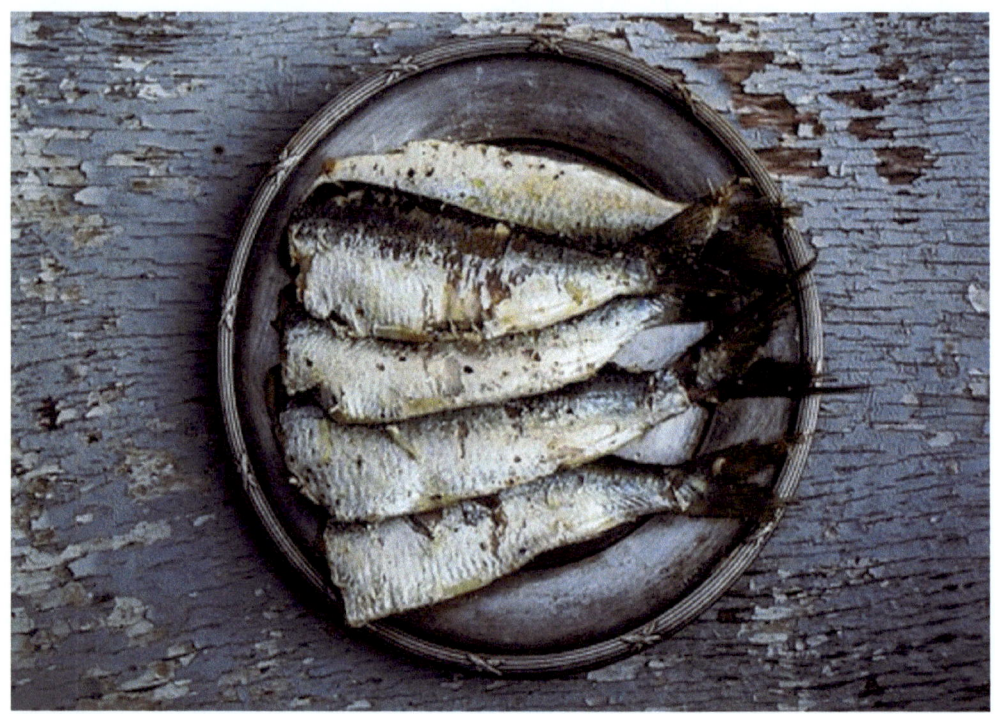

Einmal pro Woche gibt es für meinen Hund und alle Katzen frische ausgenommene Sardinen. Ebenso einmal pro Woche kaufe ich ein frisches Hähnchen mit Innereien. Ich BARFe zwei- bis dreimal pro Woche. Das ist in Portugal günstig, da die Grundnahrungsmittelpreise dem Mindestlohn von ca. 600 Euro angepasst sind. Besonders wenn Sie ein Tier haben, das etwas zu dick ist, können Sie durch das BARFen das Gewicht leichter reduzieren. Der 7 Monate alte Kater, den ich Odysseus genannt habe, weil er überaus wissbegierig und unternehmungslustig ist, hat er ein Bäuchlein. Und das, obwohl er kilometerweit überall mit hingeht.

Leberwurst-Leckerli

1 Ts. Haferflocken	gob
1 Ts. Haferflocken	fein in einer Rührschüssel mit
1 Ei	
250 g Hüttenkäse	
200 g Leberwurst	und
6 EL Olivenöl	mischen, zu festem Teig kneten; wenn nötig, Wasser hinzufügen. Teig ausrollen, in Streifen oder Routen schneiden bzw. mit Formen ausstechen; bei 170° 30 Minuten backen

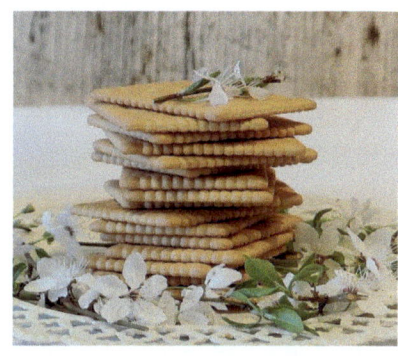

Linsen-Leckerli

1 Ts. Linsen	schonend garen; mit
1 EL	Chiasamen (in 3 EL Wasser ½ Std. einweichen)
3 EL	eingeweichte bzw. gekeimte Sonnenblumenkerne
½ Ts. Haferflocken	
1 EL Olivenöl	
2 EL Hanfmehl	und
2 EL	gehackte Kräuter nach Wahl; Bällchen formen, platt drücken und bei 50 Grad trocknen

Sardinen-Kekse

1 Dose Ölsardinen	mit
200 g Karotten	raspeln
3 EL Hanfmehl	
2 EL Kokosmehl	
1 EL Leinsamen	mahlen und
2 Spirulina-Tbl.	im Mixer mit etwas Wasser zu einem Teig kneten, ausrollen, mit einem Glas Kreise ausstechen

Vor Jahren las ich das Buch *CHLORELLA JEWEL OF THE FAR EAST* von Dr. Bernard Jensen. Der Arzt interviewte über Hundertjährige und fragte den über 110 Jahre alten Charlie aus Florida, wovon er sich in den letzten 30 Jahren ernährt hatte. Er sagte: *Canned sardines and crackers.* Seither verwende ich öfter Ölsardinen im Salat, auch als Tierfutter. Immerhin ernähren sich Sardinen sehr gesund von Plankton.

Sesam-Sonnenblumen-Leckerlis

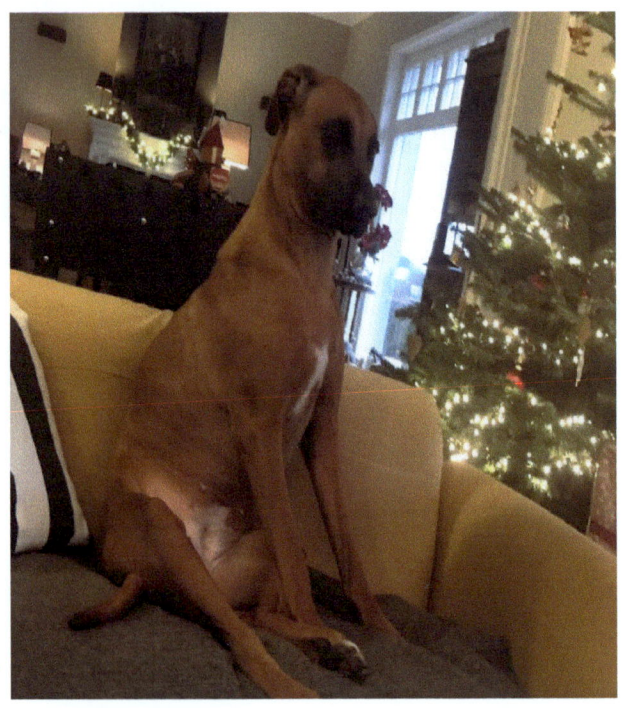

4 EL Chiasamen	in 1 Ts. Wasser einweichen
5 EL Dinkelmehl	Vollkorn, zusammen mit
3 EL Hanfmehl	
2 EL Kokosöl	
2 TL Spirulinapulver	
1 TL Flohsamenschalen	pulverisiert
1 TL Backsoda	
1 Ts. Sonnenblumenkerne	eingeweicht
1 Ts. Sesamsamen	und
1 EL Kräuter nach Wahl	in Schüssel mit Knethaken zu einem Teig kneten; even-

tuell mehr Wasser verwenden. Kugeln formen, flach drücken und bei 50 Grad trocknen. Die Taler können auch frisch verzehrt werden, bzw. als Salat- oder Gemüsebeigabe. Sie können auch kleinere Portionen einfrieren und haben sie dann immer frisch, allerdings nicht knackig wie beim Trocknen oder gar backen. Der Geschmack ähnelt angemachtem Hackfleisch.

Auf folgendem Foto wartet Frieda auf die Bescherung und fragt sich, wie lange sie da noch so sitzen soll. Malt sie sich aus, welche Leckerlis und Spielsachen dieses Jahr unterm Baum liegen? Oder fragt sie sich gar, wo er denn ist, der viel besungene Friede auf Erden?

Werden sich diese Menschen denn überhaupt jemals ändern?

Wenn sie wüssten, wie exakt wir ihr Minenspiel und ihre Gesten deuten können. Oh, endlich geht es los, da muss ich mich beeilen, sonst klaut Poldi mir mein Geschenk. Ja, auch bei uns geht es manchmal menschlich zu.

Weihnachtsleckerchen

200 g Hühnerleber   mit
1 Ts. Haferflocken
1 EL Hanfmehl
1 EL Leinmehl
½ TL Koriander
½ TL Spirulinamehl und
1 Ei   im

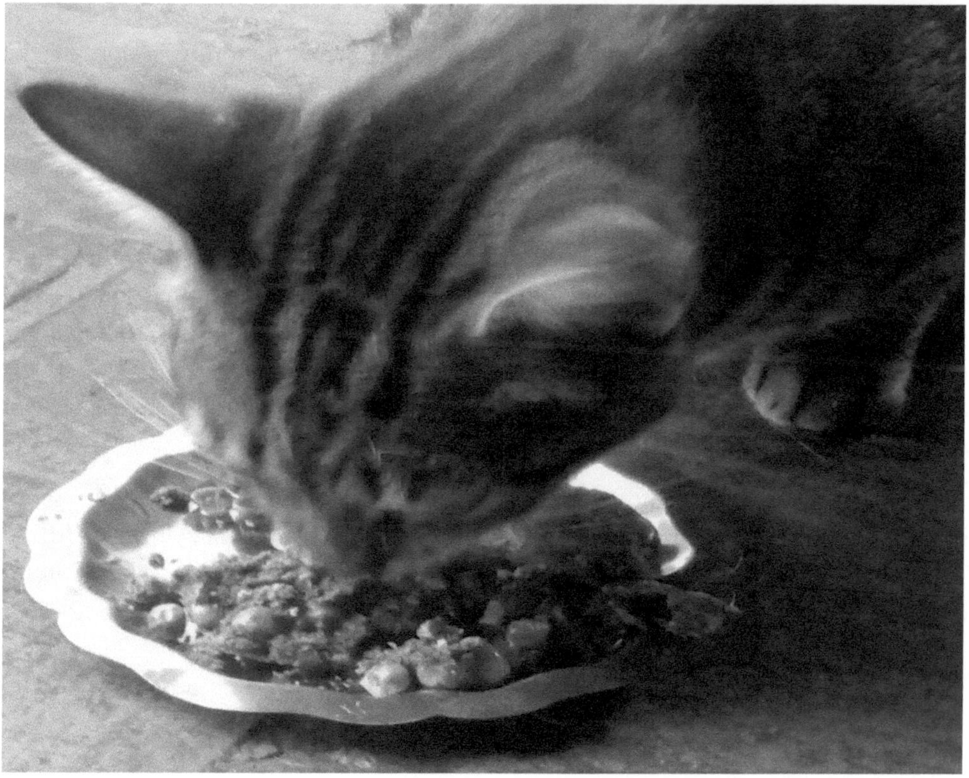

Mixer pürieren, bis ein lockerer Teig entsteht. Den Teig in daumendicke, etwa 10 cm lange Würstchen rollen, in essbaren Darm oder Reispapier wickeln; in kochendem Wasser 15 Minuten garen. Oder auf Backpapier legen und bei 150° ca. 15 Min. backen,

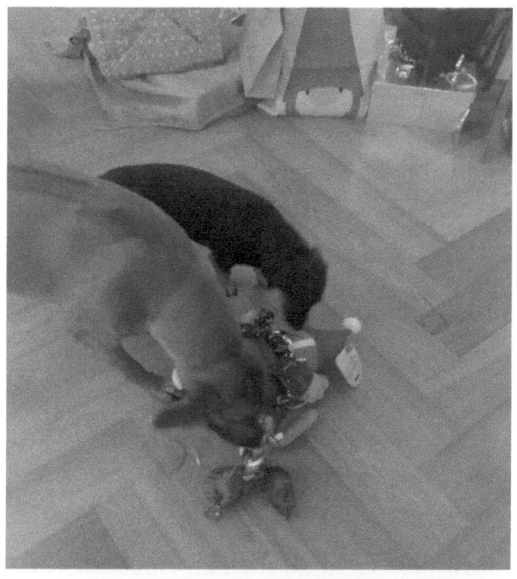

bis sie halbwegs trocken sind. Wenn es schnell gehen soll, können Sie das Leckerli auch ganz ohne Hitze fertigen. Dann statt der Leber 200 g Leberwurst und statt des Eis einen zweiten EL Leinmehl verwenden, also gemahlene Leinsamen.

Eigentlich wollte ich den Rüden Tobi fotografieren, wie er den Erbsenburger frisst. Aber da dieser sich zierte, machte ihm mein ewig hungriger Jungkater Odysseus vor, wie man das so macht.

Schlussbemerkung und Danksagung

Wie Sie sicherlich gemerkt haben, geht es in diesem Buch nicht nur um die jeden Organismus harmonisierende, balancierende und regenerierende blaugrüne Mikroalge *Spirulina platensis*. Vielmehr war mir wichtig zu zeigen, dass es neben der allopathischen chemischen Medizin eine Fülle von schonenden natürlichen Heilmitteln gibt: zum Schutz der Tiere, die sich ja nicht wehren können.

Mir geht es in all meinen Büchern vor allem immer darum, den Unruhestiftern, die in der Presse und im Internet gegen nachweislich wahre Wunder wirkende Naturheilmittel hetzen, die Luft aus den Segeln zu nehmen. Denn mir ist nun gar daran gelegen, stets genaue Angaben über die neuesten internationalen Studien zu liefern, damit Provokateure und Trolle von den Lesern und Computer-Nutzern gleich durchschaut werden können.

Mit der Zeit werden diese Hetzer an Wirkkraft verlieren. Denn wer Naturheilmittel, wie das Superfood Spirulina, die unerschöpfliche Quelle an Nähr-, Vital- und Aktivstoffen für die Gesundheit und Gesunderhaltung erst einmal schätzen gelernt hat, wird nie mehr darauf verzichten wollen. Und wenn Spirulina-Konsumenten von Bekannten und Verwandten darauf angesprochen werden, wieso sie in letzter Zeit durch reinere Haut und vollere Haare wie das blühende Leben aussehen, werden diese die Alge selbst einmal ausprobieren wollen.

Für die schönen Tierfotos danke ich ganz herzlich Ralph Projahn, Sabine Schuch-Dottermusch, Barbara Simonsohn, Renate und Anna Janzen, Hedi Müller. Dank auch an Heide Bayer und Halima Neumann für ihre Erfahrungsberichte und an all Jene, die ich jetzt vergessen habe. Dr. Hittich danke ich vor allem für seine Beratung beim Titel. Alle Fotos ohne Bildnachweis sind von mir selbst oder es handelt sich um Gratisfotos von Pixabay, für die ich mich ebenfalls ganz herzlich bedanke.

Literatur

Abdel-Daim, MM et al.: Anti-inflammatory and imunomodulatory effects of Spirulina platensis in comparison to Dunaliella salina in acetic acid-induced rat experimental colitis. Immunopharmacol Immunotixol. 2015 Apr;37(2): 126-39

Abdelkhalek NK, Ghazy EW, Abdel-Daim MM: Pharmacodynamic interaction of Spirulina platensis and deltamethrin in freshwater fish Nile tilapia, Oreochromis niloticus: impact on liipid peroxidation and oxidative stress. Environ Sci Pollut Res Int. 2015 Feb;22(4):3023-31.

Al-Batshan HA et al.: Enhancement of chicken macrophage phagocytic function and nitrite production by dietary Spirulina platensis.Immunopharmacol. 2001 May;23(2):281-9.

Ali EA, Barakat BM, Hassan R: Antioxidant and angiostatic effect of Spirulina platensis suspension in complete Freund's adjuvant-induced arthritis in rats. PloS One, 2015 Apr 8;10(4):e0121523

Chen, YH et al.: Well-tolerated Spirulina extract inhibits influenza virus replication and reduces virus-induced mortality. Sci Rep. 2016 Apr 12;6:24253. doi: 10.1038/srep24253.

Galmén K, Höjer J: Iron intoxication-poisoning with easily accessible medicines. Lakartidningen. 2014 Sep 17-23;111(38):1576-7

Gupta, S et al.: Spirulina protects against rosiglitazone induced osteoporosis in insulinresistance rats. Diabetes Res Clin Pract.2010 Jan;87(1)38-43

Holman BW, Maulau-Aduli, AE: Spirulina as a livestock supplement and animal feed. J Anim Physiol Anim Nutr (Berl). 2013 Aug;97(4):615-23

Ibrahim AE, Abdel-Daim MM: Modulating Effects of Spirulina platensis against Tilmicos in-Induced Cardiotoxicity in Mice. Cell J. 2015 Spring;17(1):137-44. Epub 2015 Apr 8

Kawanishi, Y et al: Regulatory effects of Spirulina complex polysaccharides on growth of murine RSV-M glioma cells through Toll-like receptor 4.Microbiol Immunol 2013 Jan;57 (1) 63-73

Koníčková R et al.: Anti-cancer effects of blue-green alga Spirulina platensis, a natural source of bilirubin-like tetrapyrrolic compounds. Ann Hepatol 2014 Mar-Apr;13 (2) 273-83

Kugler H et al.: Life Extenders and Memory Boosters. Health Quest Publication, Reno 1994

Marangoni A et al.: In vitro activity of Spirulina platensis water extract against different Candida species isolated from vulvo-vaginal candidiasis cases. Plos One 2017 Nov 30;12(11): E0188567

Meyer, M E: Spirulina, das blaugrüne Wunder, Aitrang 2006
Spirulina, Überlebensnahrung für ein neues Zeitalter, Norderstedt 2016
Sad News oder die ganz andere Apokalypse: Wasserkristall-Botschaften, Norderstedt 2018

Muga, MA, Chao, JC: Effects of fish oil and spirulina on oxidative stress and inflammation in hypercholesterolemic hamsters. BMC Complement ltern Med. 2014 Dec 6;14:470

Munday JS et al.: Presumptive tremorgenic mycotoxicosis in a dog in New Zealand, after eating mouldy walnuts. N Z Vet J. 2008 Jun;56(3):145-8

Nawrocka D, Kornicka K, Smiesek A, Marycz K: Spirulina platensis Improves Mitochondrial Function Impaired by Elevated Oxidative Stress in Adipose-Derived Mesenchymal Stromal Cells (ASCs) and Intestinal Epithelial Cells (IECs), and Enhances Insulin Sensitivity in Equine Metabolic Syndrome (EMS) Horses. MarDrugs. 2017 Aug; 15(8): 237

Okeniyi JA et al.: Effectiveness of dried Carica papaya seeds against human intestinal parasitosis: a pilot study. J Med Food. 2007 Mar;10(1):194-6

Ouhtit et al.: Chemoprevention of rat mammary carcinogenesis by spirulina. Am J Pathol. 2014 Jan;184(1):296-303

Quereshi MA, Ali RA: Spirulina platensis exposure enhances macrophage phagocytic function in cats. Immunopharmacol Immunotoxicol. 1996 Aug;18(3):457-63.

Quereshi MA, Garlich JD, Kidd MT: Dietary Spirulina platensis enhances humoral and cell-mediated immune functions in chickens. Immunopharmacol Immunotoxicol 1996 Aug;18(3):465-76

Ross E, Dominy W: The nutritional value of dehydrated, blue-green algae (Spirulina platensis) for poultry. Poult Sci. 1990 May;69(5):794-800

Selmi, C et al.: The effects of Spirulina on anemia and immune function in senior citizens. Cell Immunol. 2011 May;8(3):248-54

Simon JP, Baskaran UL, Shallauddin, KB, Ramalingam G, Evan Prince S: Evidence of antidiabetic activity of *Spirulina fusiformis* against streptozotocin-induced diabetic Wistar albino rats. 3 Biotech 2018 Feb;8(2):129

Simonsohn, Barbara: **Artemisia, Königin der Heilpflanzen, Jim Humble Verlag 2017**

Takeuchi, T: Clinical experiences of administration of spirulina to patients with hypochr. Anemia Tokyo Medical and Dental Univ., Japan, 1978

Tominaga, A et al.: Autonomous cure of damaged human intestinal epithelial cells by TLR2 and TLR4-dependent production of IL-22 in response to Spirulina polysaccharides. Int Immunophamacol. 2013 Dec;17(4):1009-19.

Winter, FS et al.: The effect of Arthrospira platensis capsules on.CD4 T-cells and anti-oxidatative capacity in a randomized pilot study of adult women infected with human immunodeiciency virus not under HAART in Yaoundé, Cameroon. Nutrients Jul 2014 23;6(7):2973-86

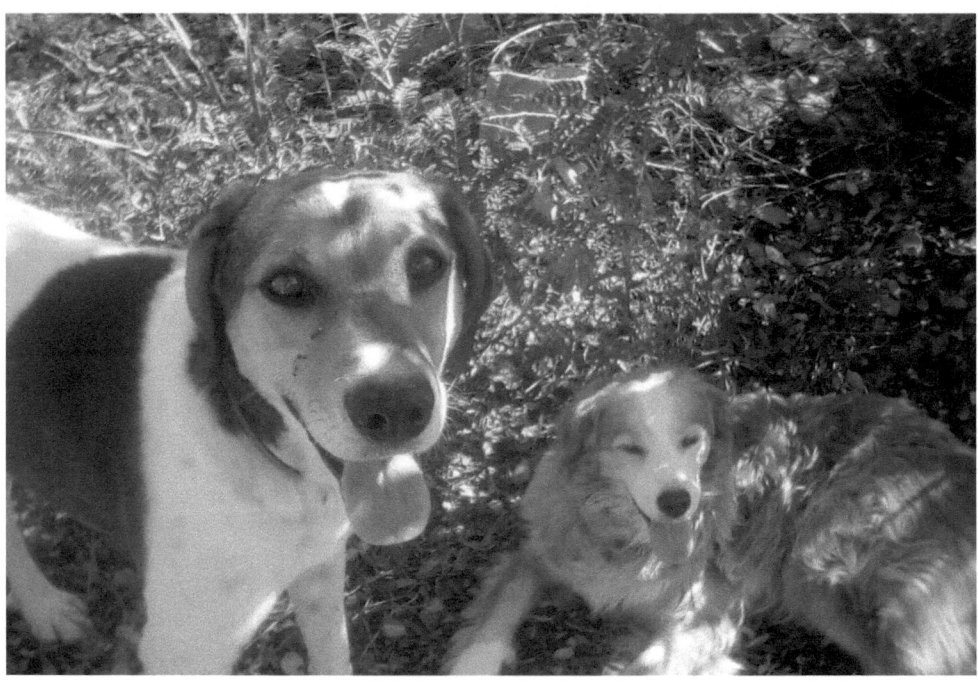

Exkurse

Wenn ein geliebtes Tier stirbt

Jeder Tod hinterlässt in den Trauernden eine Leere, die nur schwer oder gar nicht wieder zu füllen ist. Dabei ist es unerheblich, ob es sich um einen Menschen oder um ein Tier handelt. Das Bewusstsein des endlichen fleischlichen Lebens bewirkt, dass wir uns mit der eigenen Vergänglichkeit befassen. Wenn die ganz pragmatischen Aufgaben um den Tod des geliebtes Haustiers erledigt sind, kommt die schwierigste Zeit der Trauer und der Verlust ist für uns mitunter schwer zu verarbeiten.

Ich habe schon seit meinem 5. Lebensjahr mit Tieren zusammengelebt. Zuerst war es der Wellensittich Seppl, der an Altersschwäche starb, als ich schon längst das Elternhaus verlassen hatte. Danach lebte ich mit meinem Ex-Verlobten in einem Bauernhaus in einer abgelegenen Gegend. Wir hatten einen jungen Pudel, zwei Jungkater, vier Enten, zwei Gänse und eine ganze Hühnerschar. Als ich mit dem Hund im Auto vom Einkaufen kam und den Wagenschlag öffnete, huschte Toni nach draußen und hetzte einem Klärgrubenreinigungslaster entgegen. Er lebte noch zehn Minuten mit aufgedunsenem Bauch. Mir kommen jetzt noch beim Schreiben die Tränen. Wir hatten zuerst eine Riesenwut im Bauch auf den Fahrer. Wenn ich Toni an der Leine gehabt hätte, wäre nichts passiert. Aber wer konnte ahnen, dass in einer Enklave mit neun Häusern ein Hund überfahren wird? Der nächste überfahrene animalische Hausgenosse war Kater Pascha, den ich von den wilden jungen Katzen aussuchte, die meine Eltern fütterten,. Wir wollten, dass unser Carlo einen Artgenossen an der Seite hatte. Auch Paschas Nachfolger, Foxi, verlor im Flegeljahrenalter den Kampf mit einem Autoreifen, allerdings nicht sein Leben. Dennoch war er der nächste, von dem wir uns trennen mussten. Seine Gebeine ruhen im kalifornischen Encino, wie auch Carlos, der eines Morgens nicht zum Füttern gekommen war. Und draußen kreisten jede Menge Raben, so dass ich dachte, er sei einem Kojoten zum Opfer gefallen. Vom nächsten Feline-Paar, Lisa und Mickey, fiel Lisa definitiv einem Kojoten zum Opfer. Wir fanden nur noch den buschigen Schwanz der hübschen Calico-Samtpfote. Als Kumpel für Mickey holte ich Max, den ersten Kater, den ich ganz ohne Begleitung vom Tierheim in North Hollywood adoptierte. Ein sehr spirituelles Tier, das mich lehrte, dass wir durchs Sterben einfach nur unsere Frequenz wechseln. Das war, als Max im Alter von 13½ Jahren ruhig und tief atmend in meinen Armen lag. Im Moment des Todes vibrierte sein ganzer Körper. Ich war so dankbar, dass Max zu mir kam, als er wusste, dass er sterben würde und mir die Möglichkeit gab, seinen Schwingungswechsel hautnah mitzuerleben. Wir beide wussten es etwa zwei Stunden vorher. Ich bürstete und streichelte Max und trug ihn die meiste Zeit auf den Armen. Jetzt strömen die Tränen, aber im August 2008 war ich so ergriffen von dem ehrfurchtgebietenden Erlebnis, dass ich voller Dankbarkeit war und meinen Mann tröstete, der bitterlich weinte, weil er mir nicht glaubte und bei uns geblieben war, als ich sagte, Max wird heute sterben. Peter war sowieso ein Mensch, der schon seit seiner Kindheit sich schwer mit dem Abschiednehmen tat. Das habe ich auch damals gemerkt, als wir Mickey, vermutlich nach einem Verkehrsunfall, einschläfern lassen mussten, eine sehr schwere Entscheidung, die wir zu treffen hatten, wenngleich die befragte Tierärztin zumindest mit ihrer Mimik andeutete, dass es wohl das Beste wäre, weil er sicherlich seine Blase nicht kontrollieren und die Hinterläufe nicht mehr bewegen könnte.

Wer nie mit einem Tier zusammengelebt hat, wird gar nicht nachvollziehen können, wie sehr der Verlust eines geliebten Tieres schmerzt. Natürlich ist es noch eine ganz andere Pein, wenn wir unseren zweibeinigen Partner verlieren. Mein Mann und ich waren 44 Jahre ein Team. Der plötzliche Verlust war ein solches Schockerlebnis, dass da zunächst ein schützender Vorhang fiel, der mich die notwendigen Angelegenheiten ganz pragmatisch, aber doch wie in Trance, erledigen ließ. Als die Tieren starben, begann die Trauer sofort, keine solche Fassungslosigkeit, die die Gefühlsebene quasi lahmlegt. Obgleich es Tierhalter geben mag, die ebenso leiden, wenn sie ihr geliebtes Tier verlieren. Dann haben sie es noch schwerer, weil viele Menschen das Leiden wegen eines Tieres gar nicht verstehen können. Daher verbergen sie ihren Schmerz, da es ihnen eventuell auch peinlich ist. Dabei kann es schädlich sein, die eigenen Gefühle zu verbergen bzw. zu leugnen, wenn man einen Verlust erfährt, kann sich schädlich auswirken. Doch zum Glück gibt es Wege, damit fertig zu werden.

Ganz schlimm ist und es passiert leider immer wieder, dass Hunde gestohlen oder Katzen versehentlich freigelassen werden und dann einfach verschwinden, sodass ihre Halter sich nicht verabschieden können und nicht wissen, wo sich ihr Tier befindet und wie es ihm geht. Auch das mussten wir mit Tom erleben, der Mickey als Gefährte für Max ersetzte. So ist es eben, wenn man sein ganzes Leben lang mit animalischen Freunden zusammenlebt, aber die Freude, das Lachen mit den Tieren überwiegt das Leiden bei Weitem. Doch an einem Erlebnis habe ich immer noch zu kauen. Wir übernahmen von Peters Nichte, den etwa 12-jährigen Leo und die knapp 4-ährige Mia. Letztere litt im kältesten Winter, den ich bisher in der Algarve

Algarve erlebte, an Bolutismus. Das ist der Nachteil, wenn Hunde frei herumlaufen dürfen. Die Müllcontainer sind manchmal so voll, dass die Hund auch mal eine Plastiktüte mit verdorbenen Essen erreichen können. Mia lief nur noch eine kurze Strecke und blieb liegen. Der Tierarzt tippte nach den Blutuntersuchungen und der fortgeschrittenen Lähmung auf Botulismus und sagte, wenn die Lähmung die Lunge erreicht, wird sie sterben. Ich borgte mir noch zwei Wärmflaschen zu meinen und lagerte Mia in Decken verpackt tagsüber draußen in der Sonne und nachts zusätzlich mit 5 Wärmflaschen neben meinem Bett. Alle 2-3 Stunden drehte ich Mia auf die andere Seite. Florence Nightingale wäre beeindruckt gewesen. Nach fünf Tagen begann Mia, sich nach und nach wieder zu bewegen. Als Leo sich dann ebenfalls nicht mehr bewegen konnte, war ich nach 11 Tagen so geschwächt, dass ich einsah, den Fehler gemacht zu haben, ihn nicht vorher einschläfern zu lassen. Denn er war ja immerhin ca. 17 Jahre alt und bei ihm war es Altersschwäche und es gab keine Hoffnung mehr. Ich wollte, dass Leo eines natürlichen Todes stirbt, und er hatte ja auch noch Freude am Fressen. Auch das Trockenlegen und Wickeln schien er zu genießen. Nur, dass ich mir mit über 60 zu viel zugemutet hatte. Leo wurde immer schwerer. Das hatte ich auch bei Mia gemerkt. Als sie gelähmt war, war sie auch gefühlt doppelt so schwer. Leo jammerte mindestens zweimal in der Nacht, um wieder trocken gelegt zu werden.

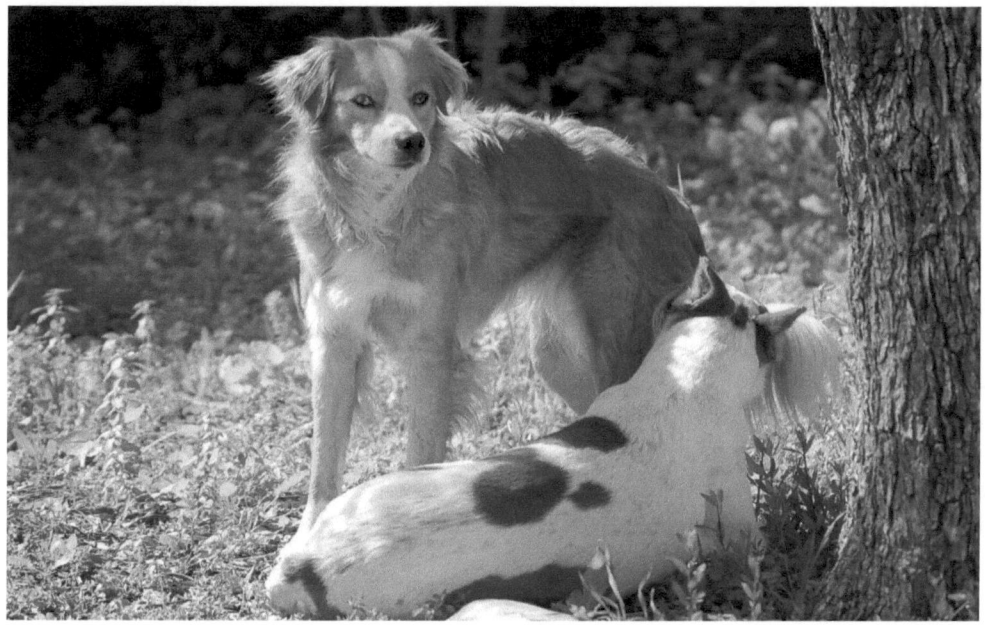

Viele Tierhalter mögen zu früh an Euthanasie denken, aber bei Leo war es nach meinem Empfinden definitiv zu spät. Wenn ich es noch einmal zu tun hätte, würde ich uns nach einer Woche von dem Leiden erlösen. Das mag kalt klingen, aber ich war nahe dran, einen Zusammenbruch zu erleiden. Ein paar Wochen später hatten wir Besuch von Freunden. Als ich von Leo erzählte, sagte der Studienkollege meines Mannes, er würde sich im Alter nicht so quälen. Er habe für alle Fälle in seinem Safe eine fest schließbare Plastiktüte; das wäre der einfachste Tod. Als Ex-Arzthelferin entgegnete ich, Insulin ist besser. In der FAZ online las ich, dass aber die Selbstbestimmung per Plastikbeutel nicht immer gefahrlos vonstatten geht: www.faz.net/aktuell/gesellschaft/sterbehilfe-der-tod-in-der-tuete-1709740.html

Erst später ist mir eingefallen, dass ich meine Cousine hätte fragen können, die mir mal mit Leo geholfen hatte, als ich nicht wusste, wieso er hinkte. Denn Heide Bayer ist Tier-Kommunikatorin in meiner Geburtsstadt Eberbach am Neckar.

Wie kann Tierkommunikation helfen, unsere animalischen Lieben besser zu verstehen?

Den telepathischen Austausch zwischen Menschen haben wir wohl alle schon erlebt, z. B. wenn wir an eine bestimmte Person denken und sie noch in derselben Minute anruft. Früher, als es noch kein Telefon gab und wir nicht von den Medien und der Hetze des Alltags abgelenkt waren, kommunizierten wir über die Telepathie. In unserer heutigen Zeit haben diese Art der Wahrnehmung verlernt, obwohl sie uns eigentlich mit in die Wiege gelegt wurde. Bei der Tierkommunikation können wir uns diesen abtrainierten Sinn wieder antrainieren. Wie mir meine Cousine Heide sagte, können wir auch mit verstorbenen Tieren sprechen, da die Kommunikation über die Seele stattfindet. Wenn ich nicht schon längst durch die Erfahrungen mit meinem verstorbenen Mann weiß, dass die Seele unvergänglich ist, wäre es mir durch Heides Arbeit klargeworden. Eine ihrer Kundinnen ruft am Todestag ihres Lieblingshundes an. Sie hatte ihm vor Jahren einen Tennisball an einer Schnur zugeworfen, um das Apportieren zu üben. Die Leine riss und der Schäferhund erstickte an dem Ball. Als die Frau im letzten Jahr wieder anrief, um zu fragen, wie es ihrem Liebling geht, sagte Heide, es geht ihm gut, er meint, sie brauchten sich keine Sorgen mehr zu machen und sich immer zu melden. Meine Cousine fragte dann auch noch, ob die Frau, die auch Züchterin von Schäferhunden ist, kürzlich einen Welpen verloren hat, was sie erst verneinte. Aber dann im Gespräch sagte sie plötzlich, doch Frau Bayer, vor 3 Monaten ist uns einer verstorben. Heide sagte, ich sehe ihn mit einem hellen Welpen spielen. Ja, es war ein heller.

Um den verlernten sogenannten 6. Sinn wieder zu aktivieren, um uns in unsere Tiere einfühlen zu können, ist es an uns, einen Kurs zu besuchen oder eine Ausbildung zu absolvieren. Denn das sinnliche Wahrnehmen stärken wir am besten in einer Gruppe mit Gleichgesinnten, die dafür offen sind. Denn meist ist es uns erst durch bestimmte Übungen möglich, uns soweit fallen zu lassen, dass wir für eine Kontaktaufnahme frei sind. Bei mir funktioniert es oft auch, wenn ich eine lange Wanderung gemacht habe. Dies wurde mir bei einer anstrengenden Wanderung in Spanien mit Freunden bewusst. Wir kamen an ein Lokal und setzten uns draußen an einen Tisch. Darunter stand Luna und blickte zu mir auf. Womöglich hatte sie geahnt, dass ich sie am besten verstehen würde. Ich stand sofort auf und holte ihr ein Schälchen Wasser. Und dann noch eins. Ohne, dass sie ein Zeichen gegeben hätte, wie meine Katzen oft, wenn sie etwas fressen wollen, mir die Zunge zeigen, war mir die telepathische Übertragung voll bewusst.

Wie ich im Buch *Wasser verbindet die Welten* (S. 48 ff.) genau dargelegt habe, umfasst dieser besondere Sinn die Intuition bzw. das **Hellfühlen:** uns ganz einfach auf unser Gefühl verlassen, das **Hellsehen:** innere Bilder sinnlich wahrnehmen, die nicht von uns selbst kommen, das **Hellhören:** die Stimme im Kopf wahrnehmen und ein Gespräch führen, das **Hellschmecken:** Tiere senden oft einen Geschmack, damit wir schmecken, was sie gern mögen. Last but not least können wir **Hellriechen** bzw. den Geruch wahrnehmen, ohne ihn real vor der Nase zu haben.

Tierkommunikatoren im Netz berichten von tief berührenden Gesprächen mit verstorbenen Tieren. So sollen Vierbeiner noch nie ihren Menschen Vorwürfe wegen etwas gemacht haben", da sie wollen, dass es uns gut geht.

https://tierische-stimmen.com/tierkommunikation-lernen

Kürzlich hat mich meine Cousine besucht und mir noch von weiteren Erlebnissen mit zwei lebenden Katzen erzählt:

Alexandra musste mit ihrem Mann und der Katze Carla aus beruflichen Gründen in den Sudan ziehen. Die Schwägerin von Alexandra sagte Heide, dass sich die Katze nur verstecken würde. Heide bekam von ihr ein Foto von der Katze. Diese zeigte ihr, dass sie unbedingt ins Grüne und ins Freie will, aber das gibt es da ja nicht. Als Heide fragte, ob sie Heimweh habe, nickte sie und schickte ihr das Bild, das sie mit hängendem Kopf und Schwanz immer nur laufend zeigte; sie will nach Hause. Die Schwägerin schickte Katzengras und Alexandra holte grüne Hängepflanzen, damit sie sich zurückziehen kann.

Eine andere Katze hatte sich ständig am Bauch geleckt. Der Arzt verschrieb ihr eine Salbe. Drei Tage später war der Bauch wieder blank geleckt. Heide wurde im Auftrag gebeten, mit der Katze zu kommunizieren, um die Ursache der Bauchglatze herauszufinden. Heide fragte, was bedrückt dich? Kannst du mir das zeigen? Hat man dir etwas weggenommen? Das erste Bild zeigte die Katze auf einem kleinen runden Tisch sitzen. Von diesem sprang sie runter und rannte einen schmalen Gang entlang, dann rechts um die Ecke, eine Holztreppe runter und am Ende der Treppe wieder rechts. Sie ging zielstrebig auf eine Tür zu, setzte sich hin und starrte wie gebannt auf diese Tür. Heide fragte, ist das was man dir weggenommen hat, hinter dieser Tür? Danach war die Katze nicht mehr ansprechbar. Heide hatte die Frau angerufen und ihr erzählt, was die Katze ihr gezeigt hatte. Die Frau fragte bass erstaunt, woher wissen Sie, wie es bei mir aussieht?

Heide antwortete, das sind Bilder, die ich von Ihrer Katze bekommen habe. Die Frau sagte, hinter der Tür war bis vor einiger Zeit quasi die Katzenwohnung und diese Wohnung war vermietet worden. Die Katze hat somit keinen Zutritt mehr.

Dieses Kapitel habe ich Heide zur Begutachtung gemailt. Dabei fragte ich sie, ob sie die von mir im Netz gefundene Aussage bestätigen kann, dass ein Vierbeiner seinem Menschen nie Vorwürfe wegen etwas macht. Ich hatte in Erinnerung, dass Heide bei der Tennisball-Frau sagte, es würde dem Hund langsam zu viel. Aber das ist ja eigentlich kein Vorwurf. Ein Vorwurf wäre gewesen: Wie konntest du mich mit dem Ball spielen lassen?

Heide schrieb: „Aus der Anderswelt kommen keine Vorwürfe. Der Hund hat mir gesagt, dass das mit dem Ball passiert ist, weil seine Zeit abgelaufen war. Die Frau ist ja noch zum Tierarzt mit dem Hund gefahren um Hilfe zu bekommen. Aber der Tierarzt war der Meinung, es sei nichts mehr zu machen. Und die Frau selbst wusste ihm nicht zu helfen, obwohl sie durchaus in der Lage gewesen wäre, es zu tun. Sie war wie gelähmt. Es sollte nicht sein. Der Hund hat mir gezeigt, dass es fast zu viel ist, was die Frau tut. Ständig ist sie am Platz, wo der Vorfall passiert ist, sie hat sehr viel geweint und hatte auch Suizidgedanken. Sie hat ihn festgehalten, er kann ja nicht wachsen. Es geht also nicht nur um das alljährliche Gespräch am Todestag."

So war das auch, als mein Mann plötzlich vor der Haustür zusammengebrochen war. Ich war total geschockt, da mir das unausweichliche Ende unseres fast 44-jährigen Zusammenlebens völlig bewusst war. Zuviel war vorher geschehen, das ich verdrängt hatte: das Verhalten meines Mannes, seine Äußerungen, meine Träume.

Tierschutz bei der Haltung und Schlachtung

„Wenn Schlachthäuser Wände aus Glas hätten, wäre jeder Vegetarier", meint Ex-Beatle Paul McCartney. Vielleicht nicht jeder, doch vermutlich so viele wie jetzt überzeugt ihr tägliches Fleisch genießen.

Bereits der Transport zu den Schlachthäusern ist mit unsäglichem Stress für die Tiere verbunden. Ich muss dabei immer an die Schweinetransporte denken, die wir auf unseren Winterreisen gen Süden sahen. Ich zitiere aus meinem Buch *Zugvögel auf Rädern II:* „Auf der Autobahn, die um Valencia kostenlos ist, überholen wir 4 Schweinetransporter mit dicht gedrängt stehenden Tieren. Schockiert ruft Peter, wirf all meine Würste weg. Ich sage, kauf keine mehr. Die Schweine werden in der Kälte durch ganz Europa nach Marokko gekarrt, weil dort das Schlachten billiger ist. Unfassbarer Stress! Aus ihrer gewohnten Umgebung gerissen, mit fremden Tieren zusammengepfercht. Stürzt ein Tier, wird es durch Tritte anderer verletzt oder getötet. Schopenhauer sagte: Die Welt ist kein Machwerk, und die Tiere sind

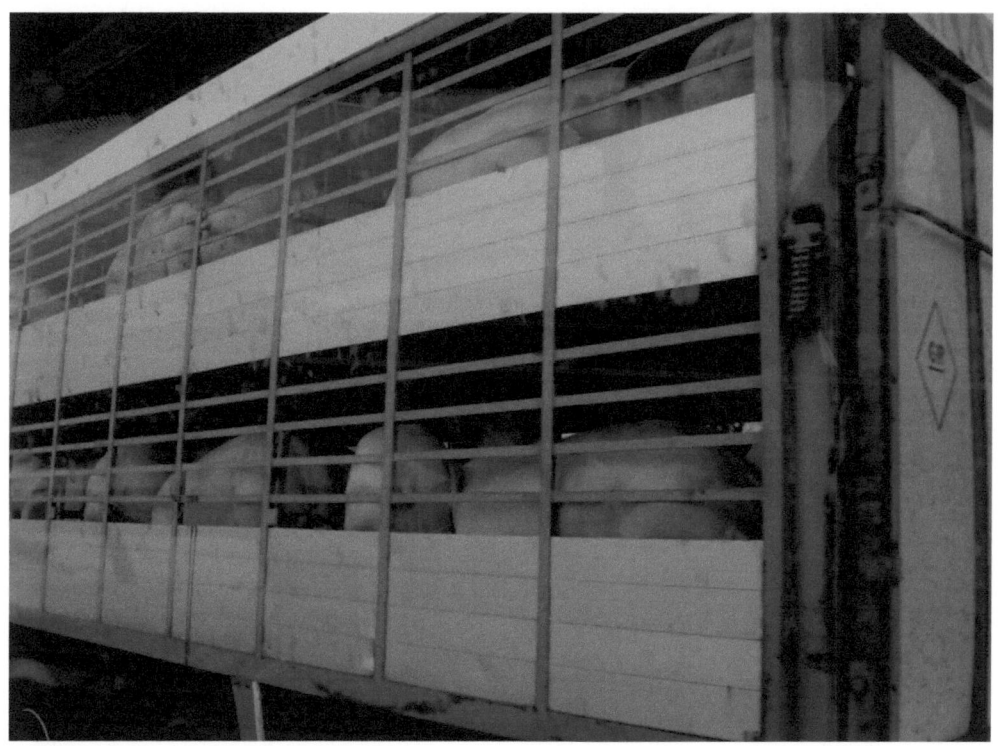

kein Fabrikat zu unserem Gebrauch. Nicht Erbarmen, sondern Gerechtigkeit ist man den Tieren schuldig.

Wir könnten die verwerflichen Auswüchse der Agrarpolitik und künstlichen Preispolitik stoppen. Verhindern wir, dass Tiere für saftige Prämien leiden. Boykottieren wir besser tierische Billigprodukte. Wenn wir den Fleischkonsum reduzieren und Produkte aus artgerechter Aufzucht essen, schonen wir die Kreatur und belasten uns weniger mit schlechtem Karma und schädlichen Substanzen." (S. 13 f.)

Da Stress im Körper Säuren bildet, ist die Qualität des Fleisches psychisch belasteter Tiere dementsprechend schlechter, als bei Tieren, die ohne jeglichen Stress geschlachtet werden, also ohne Transport und ohne die Angst vor dem Schlachten.

Vor kurzem sah ich im TV ein System für die mobile Schlachtung von Rindern, das den Tieren körperlichen und psychischen Stress erspart. Denn sie müssen nicht mehr verladen werden. Die mobilen Metzger filmen dabei jede einzelne Schlachtung. Geht eine Kuh nicht freiwillig in den Schlachtstand hinein, brechen die Metzger ab. Die Interessengemeinschaft „Schlachtung mit Achtung" entwickelte den Prototypen für €15.000 in Kandern im südwestlichen Baden-Württemberg. Der

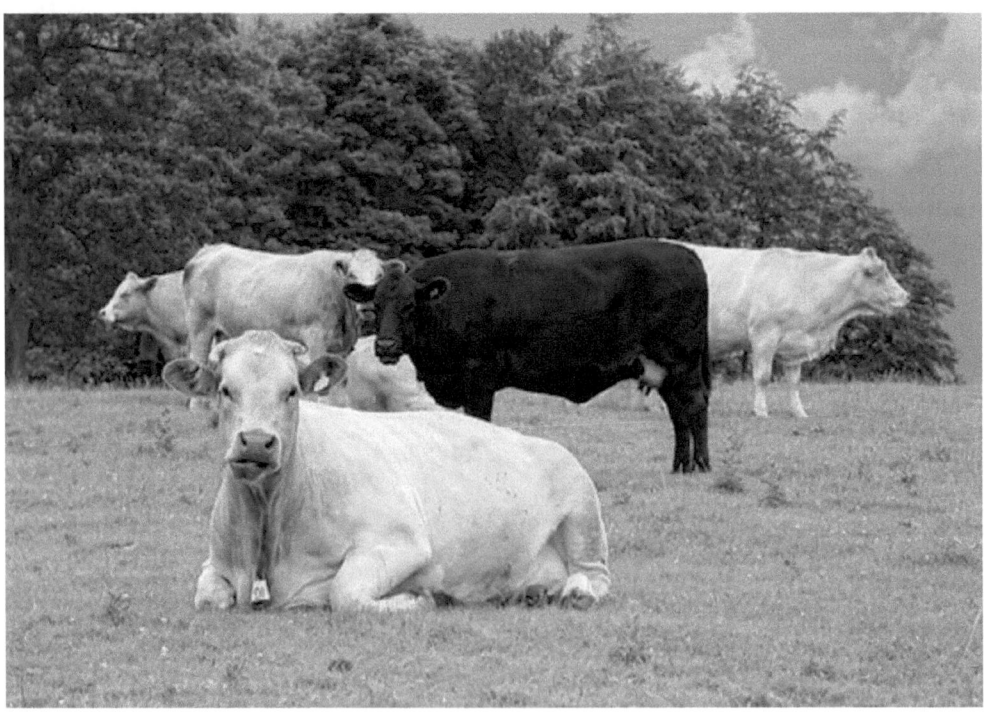

Container kann direkt bei einer Herde aufgestellt werden. Damit sich die Tiere daran gewöhnen, werden sie tagelang vor einer aufgestellten Attrappe mit Futter angelockt. Die Metzger betäuben das Tier mit einem Bolzenschussgerät während es frisst und ziehen es dann in den Schlachtstand. Es dauert eine Minute, bis das Rind ausgeblutet und tot ist. Danach kann es der Bauer zum Schlachthof transportieren. Mittlerweile ist dieses Schlachtverfahren für ganz Deutschland zugelassen.

www.swr.de/swraktuell/baden-wuerttemberg/suedbaden/In-Kandern-vorgestellt-Interessengemeinschaft-Schlachtung-mit-Achtung,schlachtung-mit-achtung-100.html

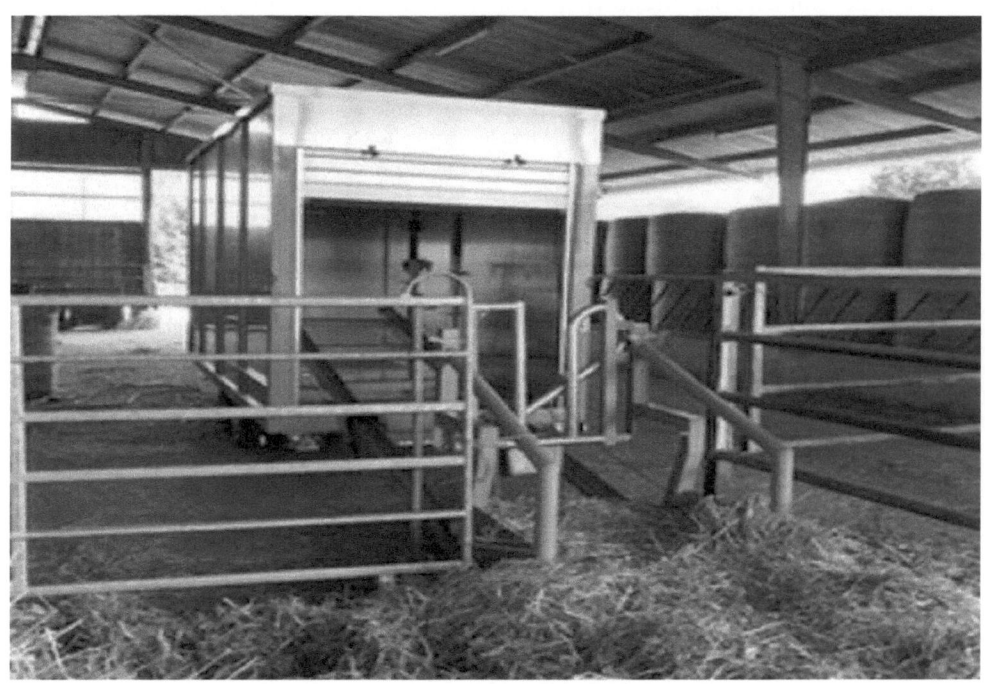

Klar, dass dieses Fleisch noch etwas teurer ist als Bio-Fleisch. Aber wenn die Fleischkonsumenten, wie das bei uns früher war, ihren Bedarf auf den Braten am Sonntag und dem Haschee am Mittwoch reduzieren, können Sie sich auf besonders gut schmeckendes Fleisch freuen. Und so ende ich mit einem Pythagoras-Zitat:

Solange der Mensch Tiere schlachtet,
werden die Menschen auch einander töten. Wer Mord und Schmerz sät,
kann nicht erwarten, Liebe und Freude zu ernten.

Mit diesem Thema befasst sich auch mein Buch „Sad News", in dem ich die Botschaft der Wasserkristalle herauskristallisiere. Dabei hat mich auch das Buch „Die 64 Genschlüssel" des preisgekrönten Dichters Richard Rudd inspiriert; ebenso seine zwei Bücher „Der Gokdene Pfad" und „Die Sieben Heiligen Siegel", die ich vor kurzem lektorieren durfte. Bei den Genschlüsseln handelt es sich um ein System, das unsere DNA und die Symbolik des altchinesischen Weissagungssystems I-Ging verbindet. Es umfasst 64 Schlüssel bzw. Identifizierungzeichen, die ganz bestimmte Prozesse in der spirituellen Entwicklung des Menschen darstellen. Sie basieren auf der Sprache der Archetypen bzw. auf einer Art genetischem Gedächtnis, das wir in unserem Blut tragen. Es verbindet uns mit unsere speziellen Aufgaben im Leben.

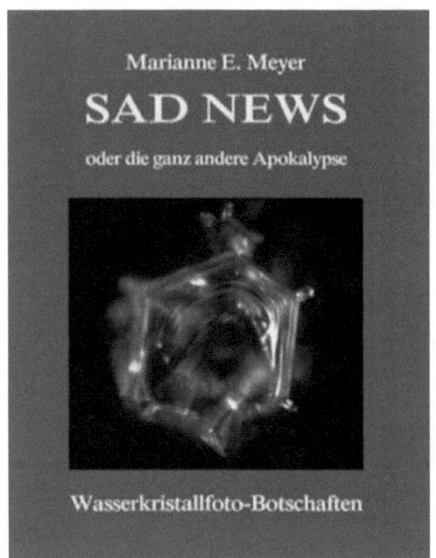

Dr. Masaru Emoto galt durch die von seinem Team entwickelte Aufnahmetechnik der Wasserkristallfotografie als Botschafter des Wassers. Dr. M. E. Meyer entdeckte, dass die in den höheren Dimensionen wirkenden Künstler das Wasser informieren, um mit uns in Kontakt zu treten. Durch die Experimente mit Ernst F. Braun, der nach Emotos Verfahren gefrorene Wassertropfen mikroskopisch fotografiert, wurde der Autorin bewusst, wie Wasserkristalle entstehen. Beim Betrachten ihrer Seelensterne, die meist Marksteine ihres Lebens abbilden, erkannte sie klar den Kontrast zwischen guten und weniger guten Einflüssen. Das fesselnde Werk zeigt ins Wasser geprägte, z. T. verstörende prophetische Seelenbotschaften, aber auch Erfreuliches über das verborgene Licht in unserer DNA. Den LeserInnen, die vom Fortschritt geradezu besessen sind, aber auch den Zweiflern, die befürchten, die Richtung, in die uns die Evolution führt, nicht kontrollieren zu können, führt dieses Buch bildhaft vor Augen: Die wahre Natur des Seins ist Bewusstsein in der Form. Es ist so einfach und relativiert alle Dramen der Welt. Wir brauchen uns vor nichts zu fürchten.

Im folgenden Bericht geht es weniger um die evolutionäre Erinnerung der Menschheit, das C. G. Jung das kollektive Unbewusste bannte, als um das bewusst Verdrängte bzw. Verdrehte. Aber die 64 Genschlüssel haben ja auch mit unseren Schattenseiten zu tun, die wir durch Kontemplation nach und nach in Licht verwandeln können.

Ich bin erstaunt, wie die Presse lügt und durch Weglassen wichtiger Tatsachen täuscht

Ist Ihnen auch schon aufgefallen, dass in Presse und Fernsehen über angeblich unwirksame Naturheilmittel berichtet wird? Es ist ja bekannt, dass die Pharmaindustrie eine Menge Geld ausgibt, um ihre Drogen in Umlauf zu bringen. Nicht nur Ärzte werden bestochen, auch Reporter als Provokateure bzw. Trolle angeheuert.

Kann es sich bei den wiederholten Berichten von angeblich unwirksamen Naturmitteln auch um Provokateure bzw. gekaufte Presse von der Pharma- und Krankheitsindustrie handeln? Am 14. August fiel mir das besonders auf, als ich in eine Sendung des Saarländischen Rundfunks zappte, wo fehlerhaft über die Gesundheitsprodukte und die Verkaufsmethoden von Dr. Hittich berichtet wurde. Sie seien teuer, unwirksam, würden aggressiv beworben und dergleichen.

Ich kenne Herrn Hittich seit über zwanzig Jahren. Er besuchte mich damals mit seiner Frau im Taunus, um mich zu fragen, ob ich einen Vortrag über Spirulina vor Heilpraktikern halten könnte.

Im Bericht wurden die kundenfreundlichen Verkaufsmethoden als etwas Negatives dargestellt. Dass beispielsweise am für die Kunden kostenlosen Telefon gern Jahres-Packungen verkauft werden, ist doch ganz sinnvoll. Erstens sind sie viel günstiger, und zweitens sind es natürliche Produkte, die weniger schnell wirken als chemische.

Wenn ich bedenke, wie viele Tausende für Chemotherapie ausgegeben werden, die sehr oft gar nicht helfen oder für Impfstoffe, die gar nicht an Menschen getestet werden, also im Grunde Quacksalberei darstellen, da sind doch 89 Euro für eine Jahresversorgung von Spirulina geradezu günstig. Das gilt auch für „Hörkraft" oder „Beste Sicht". Gute Brillen kosten mehr und Hörgeräte weit mehr.

Dass die letztgenannten Produkte oder der von Algen produzierte rötlich-violette Farbstoff Astaxanthin hochwirksam sind, habe ich selbst erfahren dürfen. Ich hatte nämlich einige Gesundheitsprodukte von Dr. Hittich bestellt und dachte, eine Rechnung von etwa 380 Euro zu bekommen. Aber ich hatte mich beim Bestellen versehen und erhielt von allen bestellten Produkten die Zwei-Jahresversorgung. Dadurch habe ich den Vorteil der längerfristigen Therapie kennengelernt, auch bei meinem Mann. Dieser war immer ins Zimmer gekommen und, wenn der Fernseher an war, drehte er den Ton um 5-6 Stufen höher. Nach etwa einem Jahr hörten wir beide gleich gut. Auch brauchte mein Mann zuletzt keine Lesebrille mehr.

Franz Brugger, ein in Spanien lebender bayerischer Freund, schwört ebenso wie meine 91-jährige Tante, Anneliese Umbreit, auf die Produkte von Dr. Hittich. Letztere vor allem auf das Superenzym Nattokinase im Herz-Kreislauf-Mittel NattoPlasmin. Dieses potente Blutgerinnsel-auflösende Protein wird während der Fermentation von Sojabohnen zum Herstellen von Natto durch das Bakterium Bacillus subtilis produziert. Anneliese sagt, die Ärzte wollten mich am Herzen operieren, aber das brauche ich jetzt gar nicht mehr.

Franz sagt, wenn ich eine Zeit lang die „Beste Sicht" nicht mehr nehme, sehe ich wieder schlechter. Wenn er also rund 89 Euro für eine Jahresversorgung „Beste Sicht" ausgibt, braucht er keine Brille. Was ist also besser: jedes Jahr eine neue Brille, weil sich die Augen stetig verschlechtern oder eine Jahresversorgung „Beste Sicht"?

Seit ich vor rund 30 Jahren während meiner freiwilligen Mitarbeit in der größten AIDS-Hilfegruppe in West Hollywood mit Spirulina bekannt wurde, empfehle ich es Menschen mit einem schwachen Immunsystem.

Meiner oben genannten Tante, die mich damals in Kalifornien besuchte, gab ich ein Kilo Tabletten mit. Die 91-Jährige sagt heute, sie wäre ohne den regelmäßigen Konsum der Spirulina-Alge wohl keine 70 Jahre alt geworden. Denn als Pressefotografin hatte sie ohne Handschuhe gearbeitet und ihr Körper war von den bei der Filmentwicklung verwendeten Chemikalien total vergiftet. Einmal hatte ich einen Flecken auf dem Auto entdeckt, der nicht wegging. Anneliese sagte, kein Problem, ich habe mein eigenes Fleckenwasser dabei, spuckte auf ihren Zeigefinger und rieb an dem Fleck. Ihre Spucke war so sauer, dass der Fleck im Nu weg war.

Meine Freundin Ursula Keim genießt ihre Rente nach einem harten Arbeitsleben in der Altenpflege. Ihre Schwestern sind krank, eine leidet an Weichteilrheuma, die andere muss zur Dialyse, weil ihre Nieren überlastet sind. Beide finden es unfair, dass Uschi zwei Päckchen Zigaretten pro Tag raucht und sich bester Gesundheit erfreut. Denn auch meine Freundin nimmt seit mehr als zwanzig Jahren Spirulina.

Ich habe mal über Produkte geforscht, die den Augeninnendruck senken und festgestellt, dass Mirtogenol von Dr. Hittich bei Amazon das günstigste von allen Mirtogenol-Produkten war. Ich kann deshalb die Aussagen des Reporters nicht nachvollziehen, dass die Produkte zu teuer sind. Es mag sein, dass einzelne Flaschen teurer sind, wer aber die Jahresversorgung bestellt, hat im Vergleich mit anderen Gesundheitsprodukten einen besonders günstigen Preis. Und dies bei einer Garantie, bei der es bei Unzufriedenheit jeden Cent zurück gibt, selbst nach 12-monatiger

Anwendung. Ein weiterer Vorteil ist, dass die Kapseln bei Dr. Hittich rein vegetarisch und frei von Schadstofffrequenzen sind. Dies hat mir der holistisch arbeitende Zahnarzt Willibald Melischko versichert, der die Kapseln mit seinem speziellen Verfahren genauestens untersucht hat, das Sie in meinem Buch „Wasser-Code geknackt?" kennenlernen können. Er sagte, man kann über Dr. Hittich sagen was man will, aber seine Produkte sind gut.

Das gilt bei weitem nicht für alle Produkte. Gerade habe ich von einer anderen Firma drei Flaschen eines Produkts gekauft, da die Hydroxypropylmethylcellulose-Kapseln 100 % vegan sein sollen. Es mag ja so sein, aber sie stinken so stark nach Chemie, dass ich den Wirkstoff immer aus der Kapsel in eine reife Feige oder ins Müsli gebe, unnötige Extraarbeit mit dieser auch noch schwerer zu öffnenden Kapsel.

Ich denke, dass einige Kunden die Gesundheitspost von Dr. Hittich nervig finden. Einige mögen sich auch lustig machen, wenn wieder mal Sonderangebote zum Geburtstag von Frau Hittich ins Haus flattern. Aber, wie gesagt, ich kenne den promovierten Biochemiker seit über zwanzig Jahren, seit meinem ersten Vortrag über Spirulina vor Heilpraktikern. Dass er ernsthaft an der Gesundheit seiner Kunden interessiert ist, war mir damals schon klar. Dies zeigt sich auch daran, dass er Hunderttausende Euros für informative Bücher ausgibt, die er seinen Kunden schenkt. So verschenkte er im Jahre 2005 z. B. 50.000 Exemplare meines Bestsellers, „Spirulina, das blaugrüne Wunder" als Sonderausgabe.

Sie könnten nun sagen, aha, eine Hand wäscht die andere. Aber, wer mich kennt, weiß auch von meinem Gerechtigkeitsgen und, dass ich nie etwas loben würde, von dem ich nicht selbst hundertprozentig überzeugt bin.

Es ist nun einmal so, dass wir aufgrund überdüngter und mit Herbiziden und Pestiziden verseuchter Böden sowie mangelnder Fruchtfolge unseren Körper heute nicht mehr mit den benötigten Vitaminen, Mineralien und Spurenelementen ausreichend versorgen können. Zwar setzt die Lebensmittelindustrie ihren Fertigprodukten Mikronährstoffe in synthetischer Form zu und suggeriert den Konsumenten, diesen Mangel zu beseitigen. Doch wirbt sie fälschlich damit, dass *alles drin* ist. Auch die Pharmaindustrie bietet Vitaminpräparate als vermeintliche Lösung dieses Problems an.

Sie verspricht alle elementaren natürlichen Wirkstoffe in handlicher Kapselform. Doch dies ist nur bedingt richtig, da sich nicht nur natürliche, sondern auch künstliche Inhaltsstoffe in den Produkten befinden. Oft sind die Ergänzungen Vitamine und Mineralstoffe aus isolierter synthetischer Herstellung. Doch unser Körper hat sich über Millionen von Jahren an die Verarbeitung natürlicher Nährstoffe gewöhnt und kann sie von künstlichen unterscheiden. Natürliche Nahrung und Nahrungsergänzungen nimmt er gut auf und kann sie effizient verarbeiten. Dagegen assimiliert er chemische Stoffe unzulänglich und teilweise mit krankheitsfördernden Folgen.

Dagegen entwickelt Dr. Hittich nur natürliche Nahrungsergänzungen und setzt sich vehement für sie ein. Er gilt als Kapazität, da er als promovierter Biochemiker viele Jahre in der Pharmazie tätig war. Dort fand er heraus, dass die chemischen Substanzen mit der natürlichen biologischen Befindlichkeit im Innern des Körpers wenig gemein haben.

Auch im Netz stiften Trolle Unruhe durch Lügen und Auslassen

An die Hetze gegen Spirulina, die immer mal wieder von der Pharma-Industrie lanciert wird, haben sich die Kenner der segensreichen Alge schon gewöhnt. Sie wissen ja aus Erfahrung, welche Vorteile sie und ihre Tiere von ihr haben. Bisher habe ich das nur am Rande thematisiert. Doch das Taktieren der Bloggerin Monica Hoffmann, die angeblich einen Bericht über Spirulina schreibt, aber im Fazit eine ganze andere Alge betrifft, nämlich die AFA-Alge vom Klamath Lake in den USA, hat mich einigermaßen erstaunt. Zumal die Bloggerin sich als Ernährungswissenschaftlerin vorstellt.

Sie schreibt: „Wenn man genau nachforscht, findet sich für keine der versprochenen Wirkungsweisen ein wissenschaftlicher Nachweis." Frau Hoffmann sollte doch zumindest eines meiner Spirulina-Bücher schon mal gelesen haben, zumal ich mit meinem Bestseller „Spirulina, das blaugrüne Wunder" die Alge erst im deutschsprachigen Raum bekanntmachen durfte. In jedem meiner Bücher sowie auf meiner Webseite marianne-e-meyer.com habe ich zum Teil sensationelle universitäre Studien rund um den Globus vorgestellt. Im o. g. Werk, das auf meiner Doktorarbeit über Spirulina und das Immunsystem aufbaut, finden Sie sogar ganze sieben Seiten kleingedruckte Literaturhinweise.

Und weiter: „Alle der in Deutschland angebotenen und getesteten Algen-Produkte enthalten Spuren von giftigen Mikrozystinen. Diese Substanz kann bei langfristiger Einnahme Nieren, Leber und sogar dem Gehirn schaden. Zusätzlich stuft die Weltgesundheitsorganisation Mikrozystine als krebserregend ein." (Rechtschreibfehlerverbesserung des Zitats von Autorin)

schlanke-list.de/achtung-spirulina-wirkung-aufgedeckt-was-kann-die-alge-wirklich

Ich zitiere als Entgegnung der ständigen Verwechslung der Spirulina- mit der AFA-Alge aus meinem Buch: „Die Schulmedizin und Pharmakonzerne bzw. deren Lobbyisten und Trolle verwechseln liebend gern Spirulina platensis mit der ebenso blaugrünen Alge Aphanizomenon flosaque (AFA). Letztere wächst natürlich im Klamath Lake in Oregon. Dagegen wird Spirulina, um den bestmöglichen hygienischen Standard zu gewährleisten, in mit lebensmittelechter Folie ausgekleideten Becken gezüchtet. So ist Spirulina platensis im Gegensatz zur AFA-Alge vor Mikrozystinen und anderen Verunreinigungen geschützt." (Spirulina Überlebensnahrung, S. 40)

Kürzlich habe ich zwei Kilo der billigen Spirulina-Alge von Sevenhills Wholefoods zum Testen an meinen und den nachbarlichen Tieren bestellt. Laut Packung sollen die Mikroalgen aus dem chinesischen Meer stammen. Die schlampig gepackte Ware (Pappe mit Amazon-Bandage, die schon benutzt aussah), enthielt statt der vier 500-g-Beutel Spirulina nur zwei.

Ich schickte eine E-Mail an impressum@amazon.de, keine Antwort, dann an Amazon Kreditkarte. Ich wurde aufgefordert, Sevenhills zu kontaktieren. Sevenhills verwies mich an Amazon. Ich tätigte erst einmal eine entsprechende Kundenrezension. Beim zweiten Amazonimpressum-Kontakt erhielt ich eine E-Mail, wo mir eine Rückerstattung zugesagt wurde, die ich auch erhalten habe. Die Rezension ist nicht erschienen! Im Vergleich zu den anderen von mir bisher getesteten Spirulina-Produkten schmecken die Algenpresslinge von Sevenhill ziemlich flach, mehr nach Gras als nach Algen. Ich werde meine Pflanzen damit düngen.

In einem Hundeforum berichtet eine Miri, dass ihre Hündin Sunny wegen einer Magenschleimhautenzündung Omeprazol erhielt. Da sie selbst Spirulina nimmt, gab sie es auch ihrer Hündin, da sie bei Recherchen herausgefunden hat, dass die blaugrüne Alge auch bei Arthritis wirkt. Sunny erbrach, aber Miri vermutete, dass es vom Omeprazol herrührte. Auch war ihr eingefallen, dass die Hündin beim letzten Spaziergang über etwas hergefallen war, da sie zur Sorte „Allesfresser" und „Staubsauger" gehöre.

Dennoch riet ein Forummitglied - womöglich ein Troll der Pharma-Industrie - die Spirulina-Charge an den Hersteller zurückzusenden. Ein weiteres Mitglied des Forums berichtete, dass es ihrem Bruno vom Omeprazol nicht gut ging. „Er hatte übelste Blähungen und Durchfall und wollte nichts fressen, war dauermüde. Einen Tag nach dem Absetzen ging es ihm wieder besser."

Dies bestätigt wieder, dass Natur der Chemie vorzuziehen ist, weil sie vom Organismus einfach besser vertragen wird.

Und dann wieder die übliche Falschmeldung im Forum, Spirulina wegen des hohen Jodgehaltes besser nicht zu nehmen. Die überwiegend gehandelte Spirulina ist eine in Becken gezüchtete Süßwasseralge und enthält daher kein Jod.

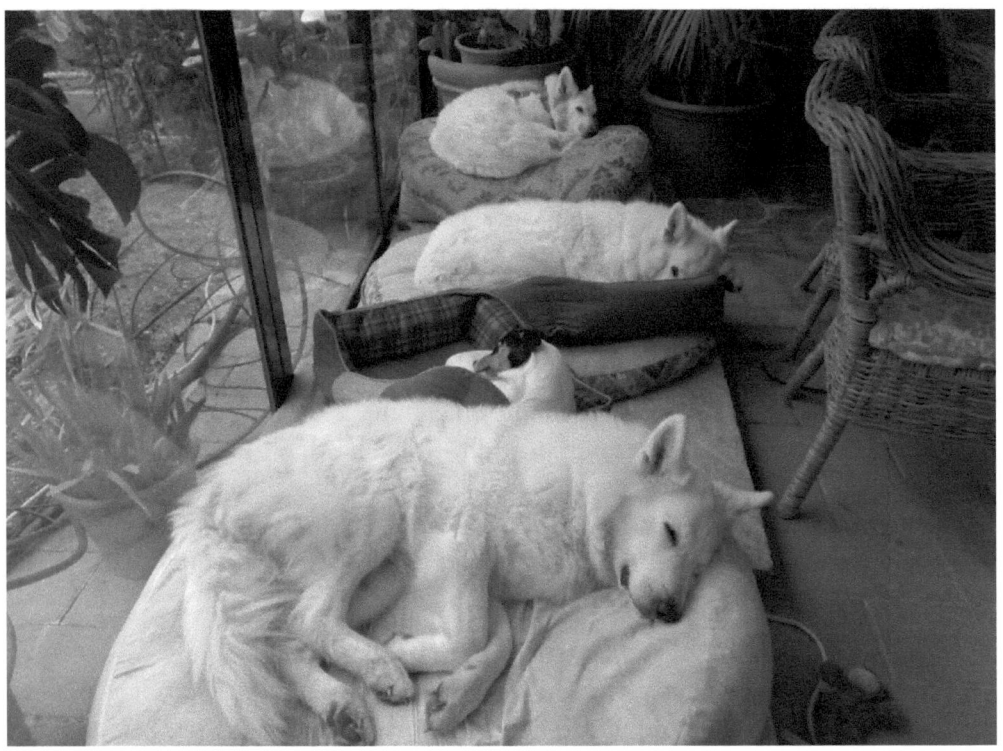

Die so schön in Sevilla schlafenden American-Canadian White Shepherds, die von den bekannt leistungsfähigen, intelligenten und pflegeleichten Weißen Schweizer Schäferhunden abstammen, erinnern mich an Ruhepausen im Kindergarten. Und Hunde sollen ja auch dem Intelligenzniveau von zweieinhalbjährigen Zweibeinern entsprechen. Zumindest deutet dies eine auch aus Kanada stammende Studie an.

https://www.forschung-und-wissen.de/nachrichten/biologie/hunde-besitzen-die-intelligenz-kleiner-kinder-13372174

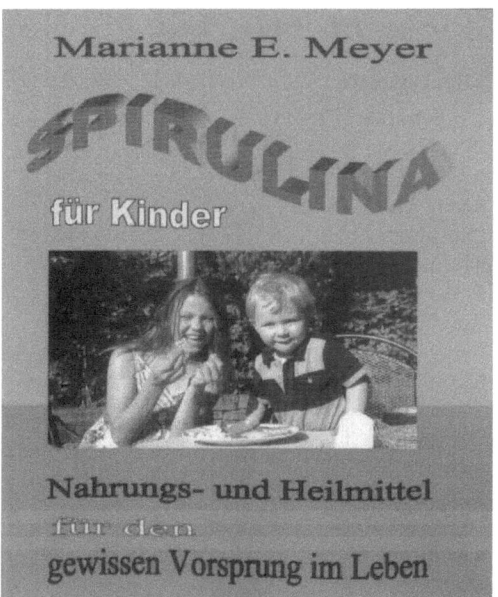

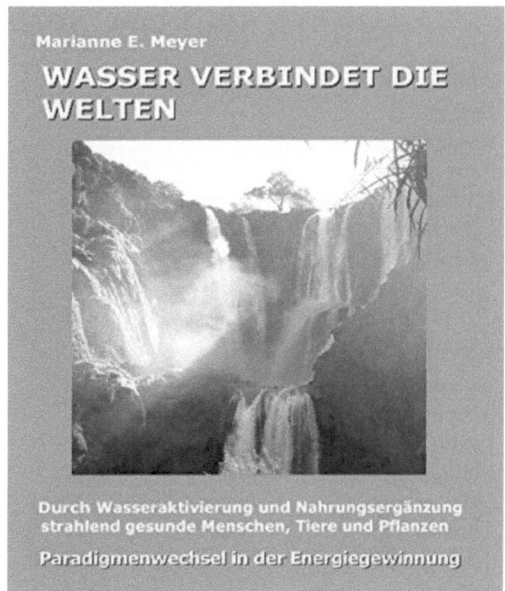

Das fesselnde, teils farbig illustrierte Werk informiert spritzig und querlesefreundlich über die Mikroalge Spirulina, den blaugrünen Allrounder der Naturheilkunde.

Die Gesundheitsexpertin Halima Neuman würdigt dieses *vielversprechende Büchlein* als einen *wertvollen Beitrag für die Menschheit* und gratuliert der Autorin *zu dieser Eingebung und Manifestierung*. Sie will *es allen Familien mit Kids*, die sie kennt, *ans Herz legen*.

Kinder essen generell zu süß und zu fett. Auch bewegen sie sich viel zu wenig. Darunter leiden vor allem die Nerven. Die Kids sind unruhig, unaufmerksam und impulsiv. Sie brauchen aber kein Ritalin oder andere mitunter tödliche Modedrogen. Die nebenwirkungsfreie Spirulinaalge stoppt die Sucht nach Süßem und fördert das Verlangen nach Grünzeug. Sie sorgt für gute Laune und gesunden Schlaf, entschlackt, entgiftet und stärkt das Immunsystem. Sie wirkt gegen Akne, Allergie, Anämie, Asthma, Augenleiden, Autismus, Bulimie, Depression, Diabetes, Entzündungen, Grippe, Herpes, Immunschwäche, Krebs, Magen- und Darmleiden, Neurodermitis, Pilze u.v.a.m.

Der Rezeptteil ist so gestaltet, dass reformierte Naschkatzen und Zappelphilippe sich selbst köstliche Leckereien zaubern können

ISBN 978-3-73862-784-8 76 S. Großformat €7,99

Das faszinierende Buch besticht durch seine klare Aussage über das Mysterium der Wandelbarkeit und Speicherfähigkeit des Wassers. Inge Schneider (Jupiter Verlag) fand in ihrer Buchbesprechung im NET-Journal die Erkenntnis der Autorin, dass das Wasser „Schnittstelle zwischen physischer und metaphysischer Realität" ist, als besonders ansprechend.

Der Leser findet verstörende Fakten über die Qualität handelsüblicher Wasser. Wer glaubt, sein Leitungswasser sei sauber, wird zum Nachdenken angeregt. M. Meyer rät zu adäquater Wasseraktivierung. Denn, wer belebtes, sauerstoffreiches und basisches Nass aus der Leitung erst mal schmecken darf, will kein Sprudel mehr aus Plastikflaschen trinken. Reines Wasser ist nach Ansicht der Autorin für alle Gesundheitsprobleme, vor allem wenn sie das Gehirn betreffen, die optimale Lösung. Ebenso einfach ist ihre Ursachenforschung bei Wassermangelkrankheiten, wie z. B. Allergie, Alzheimer, Arthritis, Immunschwäche oder Krebs.

Letztlich stellt Dr. Meyer Freie-Energie-Forscher und deren Technologien vor. Der 1-MW-E-Cat von Andrea Rossi, der Tesla-Magnetmotor-, Wasser- und Druckluftautos sowie Raumenergie und wie freie Menschen diese fordern, sind weitere fesselnde Themen.

ISBN 978-3735785145 104 S. 17x22 € 9,90

95

ANALYSE VON *SPIRULINA PLATENSIS*

Allgemeine Werte/Durchschnitt	%
Protein	60,8%
Kohlenhydrate	16,7%
Fette (Lipide)	5,3%
Mineralien(Asche)	8,3%
Faserstoffe	6,5%
Feuchtigkeit	5%

Essenzielle Aminosäuren	g/kg
Isoleucin	33,8
Leucin	50,1
Lysin	27,5
Methionin	13,7
Phenylalanin	27
Threonin	30
Tryptophan	8,8
Valin	38,7

Nichtessenzielle Aminosäuren	
Alanin	46,7
Arginin	45
Aspartinsäure	66,9
Cystin	58
Glutaminsäure	87,7
Glycin	31,9
Histidin	12,5
Prolin	25,9
Serin	29
Thyrosin	26,9

Essenzielle Fettsäuren	mg/kg
Linolsäure	10450
Gammalinolensäure	10633

Pigmente und Enzyme	mg/kg
Carotinoide (orange)	4145
Phycocyanin (blau)	132500
Chlorophyll (grün)	10200
Superoxiddismutase (SOD)	278
Glutathionperoxidase	3,32/g

Nukleinsäure	mg/kg
Ribonukleinsäure (RNS)	2,8
Desoxiribonukleinsäure (DNS)	0,8

Mineralstoffe	mg/kg
Calcium (Ca)	4700
Magnesium (Mg)	4383
Kalium (K)	10243
Eisen (Fe)	807
Phosphor (P)	8400
Natrium (Na)	6540
Zink (Zn)	33
Kupfer (Cu)	12
Mangan (Mn)	40
Chrom (Cr)	25
Selen (Se)	1,3
Germanium (Ge)	6
Lithium (Li)	0,35
Molybdän (Mo)	1,50

Vitamine	
Betacarotin (Provit. A)	1900
Vitamin E	15
(Thiamin)	40
Vitamin B_2 (Riboflavin)	38
Vitamin B_3 (Niacin)	155
Vitamin B_5 (Pantothensäure)	8,3
Vitamin B_6 (Pyroxin)	6
Vitamin B_{12} (Cobalamin)	0,4
Folsäure	0,4
Biotin	0,43
Inositol	556,7

Schwermetalle	
Arsen (As)	< 0,10
Blei (Pb)	< 0,29
Kadmium (Cd)	< 0.18
Quecksilber (Hg)	< 0,01

Herbizide/Pestizide
Nicht nachweisbar

Mikrobiologie	
Gesamtkeimzahl	< 1000KbE/g
Pilze	< 100 KbE/g
Hefen	< 100 kbE/g
Salmonellen	nicht nachweisbar (nn)
Staphylococcus	nn
Escherichia coli	nn

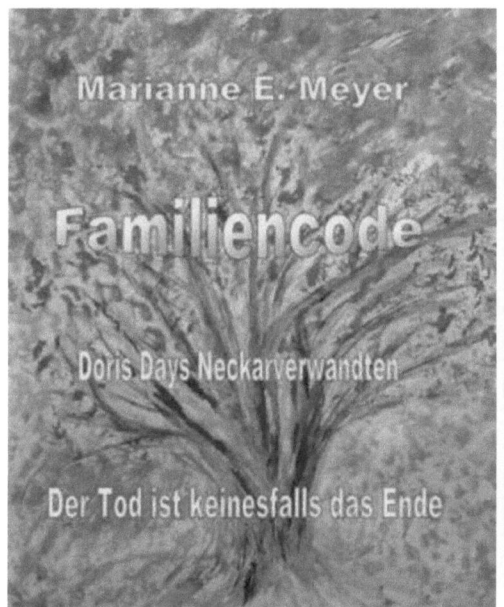

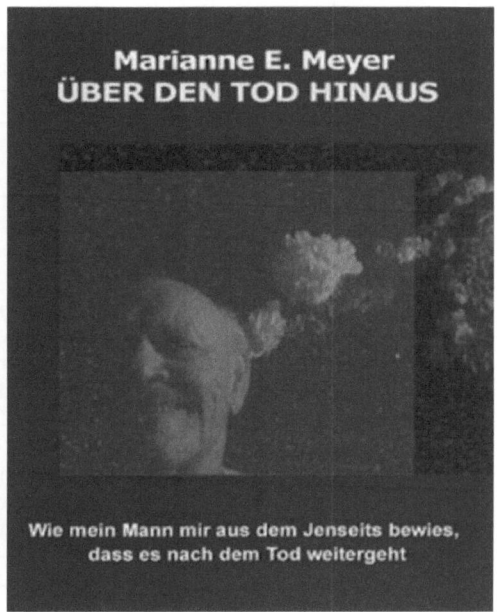

In diesem spannenden spirituellen Roman nehmen wir an Mariannes aufregendem Leben auf fünf Kontinenten teil. Dabei wird uns klar, dass wir alle miteinander verbunden sind und Familien seit Generationen ihr eigenes Wertesystem besitzen. Dieser Code der eigenen Regeln, Sprüche und Kommunikationsstile kommt auch zum Ausdruck, wenn die Familienangehörigen ohne sich zu kennen auf verschiedenen Kontinenten leben.

Das Buch stellt eine Brücke dar, die das Land der Lebenden und das Land der Toten verbindet. Es zeigt, dass es weder Schuld noch Zufall oder Glück gibt, sondern nur Ursache und Wirkung, die viele Jahrhunderte und Verkörperungen auseinanderliegen können. Glück, Pech und Zufall sind nur Begriffe für das noch nicht erkannte Gesetz. Und wer nicht lernt, der leidet. Das einzig Bleibende ist das die Welten Verbindende, der einzige Sinn des Lebens: die LIEBE.

Leserin: „Das Buch vermittelt glasklar gelebte Spiritualität und gehört in jeden Haushalt." Bei Amazon können die geneigten LeserInnen das Buch schon einmal Probelesen, aber für kosmische Pluspunkte bestellen sie es besser beim lokalen Buchhändler.

ISBN: 978-3738643510 208 S.17x22 cm €9,99

Am 11.2.2017 in der Vorbereitung einer weiteren Marokko-Reise, brach der geliebte Mann der Autorin nach ihr rufend in der Haustür zusammen. Nach fast 44 Jahren gemeinsamen Lebens war das ein gewaltiger Schock.

Sechs Tage danach sah sie ihren Peter freudestrahlend in seiner neuen Umgebung. Kurz darauf kondolierte eine wie sie selbst medial begabte Freundin aus Hannover per Telefon und erreichte Marianne in einem trostlosen Zustand. Wenige Minuten im Gespräch sagte sie, ich sehe Peter und beschrieb Milieu und Kleidung so, wie Marianne es gesehen hatte. Zwanzig Minuten lang kommunizierten beide mit Peter. Den eindeutigen Beweis lieferte er, als er Isabel zeigte, wie Marianne in dunkler Kleidung etwas malte und sah die Farben blau und gelb. Tatsächlich hatte die Autorin mit dem Pinsel an der blaugelb gefliesten Zisterne drei Tage zuvor einige Verschönerungen durchgeführt.

Seit diesem eindeutigen Beweis zeigt Peter seiner mit ihm noch immer verbundenen Marianne wiederholt, dass er ihr sogar ohne Leib noch beisteht. Auch mittels Wasserkristallbotschaften, die sie im Buch *Sad News* veröffentlichte.

ISBN: 978-3744816212 100 S. A5 €7,99

Internationale Forscher entschlüsseln immer mehr die immense Intelligenz der Natur. Studien mit älteren Menschen haben ergeben, dass die rasch verdauliche Mikroalge das Immunsystem stärkt, Krebs hemmt sowie entgiftend und entzündungshemmend wirkt. Sie beugt u. a. Anämie, Arthritis, Depression, Diabetes, Grauen Star und Alzheimer vor. Warum können über Fünfzigjährige besonders von der Nahrungsergänzung Nr. 1 profitieren?

Bei 80 % dieser Altersgruppe schrumpfen allmählich die Muskeln. Diese lechzen geradezu nach Eiweiß. Die basische Spirulina enthält rund 60 %, Fleisch dagegen nur etwa 20 %. Sie glänzt mit über 100 Vitaminen, Mineralien, Spurenelementen und 1500 Enzyme, die für einen harmonischen Ablauf aller Aufgaben im Körper sorgen. Ohne diese Katalysatoren könnten wir weder denken noch atmen oder verdauen. Die Bauchspeicheldrüse kann nur eine begrenzte Menge Enzyme erzeugen. Wollen wir steinalt werden, müssen wir dem Körper Nahrungsenzyme zuführen. Sie erfahren im 7. teils farbig illustrierten Spirulinabuch spannend & quirlig, wie, wann, wofür bzw. wogegen Sie die Alge nehmen, wie Sie sie selbst züchten und aus ihr gesunde Leckereien zaubern können.

ISBN 978-3738626629 72 S. Großformat €7,99

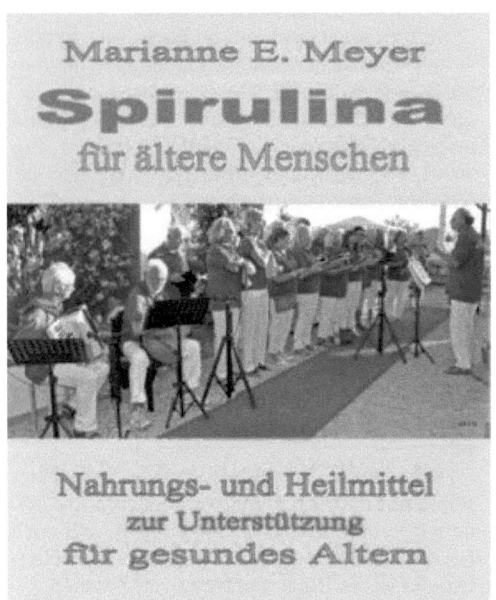

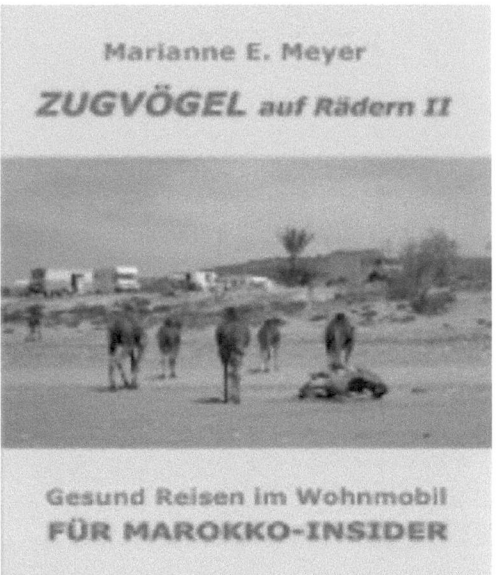

Spannend bis zur letzten Seite informiert dieser Reiseromanform über die Marokkoreisen der Autorin. Das großformatige Buch ist kein schildert das Leben der Wohnmobilisten, die in Marokko überwintern und Kontakt zu Einheimischen haben. Es macht Hoffnung und motiviert, ein gesundes, erfülltes Leben anzustreben. Doch Gesundheitstipps kommen meist nur von *medizinischen Wundern* auf zwei Beinen. Es gibt nämlich neben Spirulina noch andere Arten, sich von Blut- oder Lungenkrebs zu befreien. Auch ist das Überwintern in einem Land, in dem es weder fette Würste noch billiges Bier gibt, wie ein dreimonatiges Fasten. Da merkst du kaum wie du, von hinten durch die Brust ins Auge, gesundschrumpfst.

Leckere Rezepte findest Du im hinteren Teil, weniger mit Spirulina, dafür eher *exotisch-hot*. Wenn Du auf der Webseite

www.marianne-e-meyer.com

auf das Buch klickst, kannst Du es Probelesen. Doch kosmische Pluspunkte kannst Du nur erwarten, wenn Du das spannende Buch beim Buchhändler bestellst. Sonst könnte es sein, dass es diesen bald nicht mehr gibt.

ISBN 978-3734788857 104 S. Großformat €7,99

FÜR IHRE NOTIZEN